سُلوكِيّات (٣)

الاكْتِئَاب

سُـلوكِيَّـات (٣)

الاكْتِئَـــابْ

الدكتور وَلِـيـْد سَرْحَانْ

مستشار الطب النفسي

الدكتور جمال الخطيب

اختصاصي الطب النفسي

الدكتور محمد حباشنة

اختصاصي الطب النفسي

الطبعة الأولى- الإصدار الثالث

1429هـ - 2008م

المملكة الأردنية الهاشمية رقم الإيداع لدى الدائرة الوطنية (2001/5/1052)

616.08

سرحان، وليد

سلوكيات (7): الاكتئاب/ وليد سرحان، جمال الخطيب، محمد حباشنة. - عمان: دار مجدلاوي، 2001.

(   ) ص.

ر.أ: (2001/5/1052)

الواصفات: الطب النفسي//الاكتئاب/

* تم إعداد بيانات الفهرسة والتصنيف الأولية من قبل دائرة المكتبة الوطنية

دار مجدلاوي للنشر والتوزيع

تليفاكس: ٥٣٤٩٤٩٧ - ٥٣٤٩٤٩٩

ص.ب ١٧٥٨ الرمز ١١٩٤١

عمان - الاردن

Dar Majdalawi Pub.& Dis.

Telefax: 5349497 - 5349499

P.O.Box: 1758 Code 11941

Amman- Jordan

www.majdalawibooks.com

E-mail: customer@majdalawibooks.com

◆ الآراء الواردة في هذا الكتاب لا تعبر بالضرورة عن وجهة نظر الدار الناشره.

تَقْـــدِيـــم

﴿ وقُلْ رَبِّ زِدْنِي عِلْماً ﴾

كانت اللغة العربية هي اللغة العالمية للعلوم ما بين القرنين السابع و الخامس عشر الميلاديين ، وبرزت الكثير من العلوم ومن ضمنها الطب بفروعه المختلفة ، وظهر العديد من العلماء العرب في الطب الذين يتكلمون اللغة العربية ، بغض النظر عن الدين والأصل، ونمت العلوم والإبتكارات في ظل تعاليم الدين الإسلامي الحنيف .

وفي الفترة الأخيرة برز عدد من العلماء العرب والمسلمين يكتبون باللغة العربية في فروع الطب المختلفة ، ومن ضمن هؤلاء الدكتور وليد سرحان ، والذي أصدر سلسلة من الكتب في الطب النفسي والسلوكيات ، تهم المواطن والمريض والطبيب والباحث وكل من أراد أن يتفهم هذا العلم بجوانبه المختلفة.

كتاب سلوكيات "الاكتئاب" جاء في زمن نحن بأمس الحاجة إليه ، نظراً للظروف النفسية السيئة التي يمر بها الشعب العربي ، ويُعدُّ الاكتئاب واحداً من أكثر الأمراض شيوعاً.

لقد أحسن الدكتور وليد بترتيب أبواب كتابه من حيث

التـاريخ ، وتصـنيف الكتـاب ، والأسـباب ، والتشـخيص ، ومقـاييس الاكتئاب النفسي والانتحار ، ولم يغب عـن بالـه بحـث موضوع الاكتئاب عنـد الأطفال ، وكبار السن والاكتئاب المتكرر وشرح طرق المعالجة .

كما أظهر علاقة الاكتئاب بالأمراض العضوية وشرح الجوانـب القانونيـة والمالية ، بالإضافة إلى مواضيع أخرى جديرة بالبحث لها علاقة بالاكتئاب.

كل التهنئـة للـزملاء الـدكتور وليـد سرحـان ، الـدكتور جمـال الخطيـب والدكتور محمد الحباشنة على هذا المجهود القيم والمبارك ، والـذي يعـد ثـروة علمية وثقافية للمهتمين.

الأستاذ الدكتور أشرف الكردي

6

بسم الله الرحمن الرحيم

تمهيد

في الممارسة اليومية للطب النفسي تمر بالطبيب لحظات مؤلمة جداً ، عندما يرى مدى التأخر وسوء الفهم ، ووجود التردد والخوف من مراجعة الطبيب النفسي أو قبول رأيه ، لكثرة المفاهيم الشعبية الخاطئة التي تستحوذ على تفكير الناس بمختلف طبقاتهم الثقافية ، وقد جاءت الفكرة في تقديم هذا الكتيب مساهمة في رفع الوعي النفسي من هذا المنطلق ، وقد كُتب للأطباء والممرضين أو الدارسين والعاملين في الحقول النفسية والإجتماعية والقانونية والشرطية ، للقارئ العادي وللمريض وعائلته . نأمل أن يكون مفيداً للجميع وحافزاً للمزيد من العمل على رفع الثقافة النفسية ، وفي هذا الكتاب من سلسلة سلوكيات رأيت أن يشاركني إثنان من الزملاء. كما وأتقدم بالشكر للأستاذ حاتم شاهين على المراجعة اللغوية .

الدكتور وليد سرحان

أيار 2001

7

الإكتئـــاب

1- مقدمـــة

وجد المرض النفسي ووجدت اضطرابات السلوك بمختلف أشكالها عبر العصور ، ولكونه غير محسوس فقد دار في دهاليز الأساطير والمؤثرات الخارجية على الإنسان من الآلهة والأرواح والشياطين وغيرها ، وحتى الآن ما زالت الحيرة بين الناس قائمةً حولَ علاقة الأمراض النفسية بالروح وأين هي من العقل والذكاء والتفكير والدماغ ، وما هو المزاج ، وهل يمكن تحديد مكانه ، داخل الجسم أم خارجه ، هذه الحيرة أربكت المجتمعات البشرية ، وتاه المريض النفسي في دهاليز عجيبة ، ففي البلاد العربية لم يُعرف الطب النفسي الحديث إلا مؤخراً ، ولكنه ما زال قاصراً عن إتمام عمله ، فإقبال الأطباء على هذا الإختصاص ليس كبيراً ، وثلاثة أرباع مرضى الاكتئاب مثلاً قد لا يصلون أبداً إلى الطبيب النفسي ، ولا زال المرض النفسي يعني الجنون في تفكير المواطن العربي ، وهنـاك أعـداد كبيـرة مـن المصابين بالاكتئاب يـترددون علـى المشـعوذين ، ويراجعون الأطباء من إختصاصات أخرى أو الأطباء العامين ، وكثيراً ما يفلت الاكتئاب من التشخيص في مراكز الرعاية الصحية الأولية ، وإذا شخص فإنه يعالج على الأغلب من قبل الطبيب العام بطريقـة مبتـورة ، ولا ننسى ـ أن ثلاثة أربـاع المنتحرين يعانون من الاكتئاب ،

وكذلك نصف من يحاولون الانتحار أو يـؤذون أنفسـهم ، ناهيـك عـن العواقب المالية والاجتماعية والأسرية التي يؤدي إليها الاكتئاب.

لا بد من التأكيد على أن النفس هي جـزء مـن الـدماغ ، ولا علاقـة لهـا بالروح ، والنفس هـي مـن أعظـم مـا أبـدع الخـالق ، فالخلايـا العصبية وهي بالمليارات تعمل كهربائياً وتتشابك بعضها مع بعض عـبر سلسـلة مـن المشـابك العصبية ، التي تمرر المعلومة العصبية بطريقـة كيماويـة ، وقد تقـوم الخلية العصبية الواحدة بالاتصال بآلاف الخلايا الأخـرى ، وتستخدم عشـرات المـواد الكيماوية كناقلات عصبية كيماوية ، تفرز مـن خليـة في المشـبك وتنتقـل إلى المشبك الآخر ، لتوصل تأثيرها قبـل أن يـتم التخلص منهـا أو إعـادة تجميعها لاستعمالات قادمة . والشبكة الهائلة من الخلايا والمشـابك والنـاقلات العصبية الكيماوية ، هي المسؤولة عن أحاسيس الإنسان وانفعالاته وتفكيره وإدراكه ومشاعره وسلوكه وأوهامه ونشاطه ونومه وشرابه، وغيرها من الوظـائف التـي تميز الإنسان عن غيره من الكائنـات الحيـة. ولا بـد مـن التأكيد أيضـاً عـلى أن الأمراض النفسية يحدث فيها اضطراب في هذه المراكز الهامة في الدماغ ، وهـذا الاضطراب قد يتعلق بنشاط الخلية وإفرازها للناقلات العصبية بزيادة أو نقص ، أو عدم قدرة الخلية على استقبال الرسائل كيماوياً وفهمها وعملها ونقلها حسب الأصول ، وهذا لا يختلف عن معظم أمراض البشر إلا أنه أكثر تعقيـداً ، فلا فرق بين الاكتئـاب والسـكري مـن الناحيـة الطبيـة إلا أن الاكتئاب يمكن التخلص منه ، ولكن من الصعب

التخلص من السكري ومضاعفاته الكثيرة ، ولا بد من أن تتوسع قاعدة الثقافة النفسية بما يخدم مصلحة الإنسان وصحته وحياته ، ومصلحة المجتمع واستمرار تقدمه وتنميته ، وهناك حقائق لا بد من وضعها في الإعتبار وهـي أن 340 مليون إنسان في العالم يعانون من الاكتئاب النفسي، وهـذا يشـكل 10% من سنوات العطاء في أنحاء العالم .

2 - المعنى اللغوي

يقـال اكتـأب فُـلان أي حـزن واغـتم وانكسـر، والكآبـة تغيُّر الـنفس بالانكسار من شدة الهم والحزن ، وأما الكأباء فهو الحزن الشديد . و يقال رماد مكتئب اللون: إذا ضرب إلى السواد ، كما يكون وجه الكئيب ، ويلاحظ هنا أن التعريف اللغوي للكآبة يتجاوز الوصف البسيط للحزن ، إلى تناول التغير النفسي وحتى السلوكي الناجم عـن ذلـك . وبهـذا يكـون اللغويـون العـرب قـد نجحوا ومنذ أقدم العصور في نحت مصطلح لوصف الحالة ، هو أقرب ما يكون إلى التوصيف العلمي الوارد في التصنيفات الحديثة . وقد وردت العبارة بهذا المعنى في الحديث "أعوذ بك من كآبة المنقلب" أي الذي يرجع من سفره بـأمر يحزنه .

وفي قديم الشعر العربي قال جندل بن المثنى: -

عـز على عمـك أن تأوقي

أو أن تبيتي ليلـة لم تغبقـي

أو أن تري كأباء لم تبرنشقي

أما الأوق فهـو الثقـل ، والغبـوق هـو شرب العشي ، والابرنشـقاق هـو الفرح والسرور ، وهكذا فإن الشاعر قد ربط الجوانب السلوكية من ثقل الهمة واضطراب الطعام والشراب بالجوانـب النفسـية كغيـاب المتعـة والقـدرة عـلى الفرح والسرور .

3 - الاكتئاب عبر العصور

يعدُّ الاكتئاب أقدم الأمراض النفسية وقد ورد وصف لأوضاع تشـابه مـا نشخصه اكتئاباً في عدد من النصوص القديمة الدينية والدنيوية.

وصف أبقراط (أبو الطب) 460-377 ق.م المالنخوليا Melancholia كأول وأهم الأمراض العقلية وأوسعها انتشاراً ، وعزا ذلك الى اضطراب في التوازن بـين سوائل الجسم ، وقـد قـال إن السـوائل الجسـمية هـي مجمـوع خلـيط أربعـة سوائل : السوداء والصفراء والحمراء والنخامية ، وتغلب السوداء على الأخريات في حالة المالنخوليا ، بينما أضاف جالن (Galen) بعـد ذلـك أن اخـتلاط السـوداء بالصفراء وتزايد الاثنين يؤدي إلى حالة اضطراب المزاج .

وقد وصف ابن سينا العديد من حالات المالنخوليا أو مرض العشق وكيفية علاجها .

وفي العام 1621 نشر الطبيب الانجليزي روبرت بيرتون Robert Berton كتابه The Atonomy of Melancholia الذي عدَّ فيه هذا المرض مرضاً عالمياً .

في القرن التاسع عشر أصبح "الاكتئاب" يحتل موقعاً مركزياً في أعمال كبار الأطباء النفسيين ، أمثال كريبلين Kraeplin ويسبرز Jaspers وفرويد Freud وشنايدر Schneider ، حيث ساهمت كتاباتهم والتي امتد بعضها إلى أواسط القرن العشرين في وضع البذور الجنينية لفهم ظاهرة الاكتئاب .

في النصف الثاني من القرن العشرين ازداد الاهتمام بدراسة هذا المرض للدرجة التي جعلت كاتباً مثل كليرمان Klerman 1979 يقول إن هذه الفترة يمكن أن تسمى عصر المالينخوليا Age of melancholia .

واليوم يعتبر الإكتئاب من المشاكل الصحية الرئيسة ، وتخصص الدول والشركات والمؤسسات الأكاديمية جزءاً مهماً من برامجها لمواجهته ، حيث تقدر منظمة الصحة العالمية أنه في العام 2020 سيكون الاكتئاب ثاني أكبر مسبب للإعاقة في العالم بعد أمراض القلب.

4- الاكتئاب في القرآن الكريم والأدب

ظهرت اللغة العربية في البلاد التي تمتدُ بين البحر الأحمر والمحيط الهنديّ ، وخليج العرب ، وخطٍ وهمي يتجه شرقاً من رأس خليج العقبة حتى الفرات ، وتسمى تلك البلاد شبه جزيرة العرب، كما تسمى الجزيرة العربية توسعاً .

لقد وصلت اللغة العربية إلى عصرـ الأدب الجاهلي مزودةً بمحاسن لغات عديدة وحضارات كثيرة ، تستطيع التعبير عن كل شيء ممـا دقّ وسـما ، وتستطيع الإفصاح عـن خلجـات النفوس ولـواعج الصدور وتصوير المنـاظر والخواطر ، وما أن ظهر فيها القرآن حتى ثبتها وعمل على حفظها ، بالرغم مـن تقلبات الأيام وأحداث الزمان .

تمتاز تلك اللغة بأنها اعرابية فيها ضروب من النحت والقلب والـترادف ، وأنواع من المجاز والكناية وما أشبه . وقد قال عنها المستشرق الكبير بروكلمن : "تمتاز لغة الشعر العربي بثروةٍ واسعة في الصور النحوية ، وتعد أرقى اللغـات الساميّة تطوراً من حيثُ تركيباتُ الجمل ودقة التعبير ، أما المفردات فهي غنيةٌ غنىً يسترعي الانتباه ، ولا بدع فهي نهرٌ تصب فيه الجداول من شتى القبائل"
.

ومع ذلك فقد أصرّ المحافظون من أدباء العرب عـلى أن اللغـة العربـية هي بأصولها لغة فطرية ، أي ما أطلقه لسان البداوة ببيان

تلقائي ودون صناعة ، وإن كان ذلك هو الحال فإن نتاج اللغة الفطرية ومحتواها ، لا بدّ أن يكون مكنونات العواطف المزروعة في النفوس والخارجة مع أنفس الناس .

وكما سيأتي ذكره ، فإن الحزن تجربةٌ إنسانية شمولية وعالمية . فكيف يكون الأمر لدى العرب والذين تقوم حضارتهم على اللغة والتعبير أساساً . ولذلك جاء ديوان العرب (الشعر) مكتظاً بمصطلحات كثيرة ، تؤكد ممارستهم لعاطفة الحزن بل والتفنن في وصفها وتعيين أعراضها .

وإذا كان الاكتئاب مشقةً بيولوجية مقررة نسبياً في نفوس المكتئبين كما أتت به العلوم الحديثة ، فلا أدل على ذلك من نص الخالق عز وجل في سورة البلد " لقد خلقنا الإنسان في كبدْ" ، وكبد هنا تعني المشقة والتعب وإرهاق النفس . هي على ذلك مشقة مخلوقة تأتي عند الشخوص المختلفين في أوقات مختلفة ، وفي تعبيرات مختلفة كذلك ، ولعل أهم هذه التعبيرات هي ما مضمونه الحزن والاكتئاب .

وهذا الكتاب المعجزة جاء إعجازه لغوياً لمحاكاة الحضارة السائدة لدى العرب ، وحضارتهم هي بمجملها لغوية ، هي باختصار حضارة كلمة ومفردة . من هنا جاء تأثير البيان الفصيح على قلوب الناس ومواقفهم . في معركة أحد مثلاً حيث الهزيمة لأصحاب الرسول عليه السلام جاءت الآية الكريمة : (ولا

تهنوا ولا تحزنوا وأنتم الأعلون) بحديث دقيق يستشعر حالة المهزومين النفسية "الحزن" بل ويُتبعها بـِ "وأنتم الأعلون" كتعبير يمثل واحداً من أهم مبادئ العلاج النفسي- الحديث ، رفع المعنويات واسترجاع القيم المكسورة "Restoration of Morale" فكأنه يذكرهم هنا بإنجازاتهم ورفعتهم وما قد أبدعوه سابقاً . ويقول إذا كانت تلكم هي مواصفاتكم فالخسارة معوضة وإمكانية الانتصار الجديد موجودة متاحة ، وهنا يأتي صراحةً توجهٌ نحو العلاج المعرفي ومنطقة الأمور وإخضاعها للعقل "Providing a rationale" . والأمثلة في كتاب اللـه الكريم غنية غنىً يجهض الحصر .

وجاءت أوراق العرب الشعرية مليئة بالحزن ، والغريب أن مصطلح "اكتئاب" حديث العهد بدلالته على الاضطراب النفسي الشهير مجال كتابنا قد جاء نصاً في شعر بعض الشعراء ، حيث مجنون ليلى الشاعر العذري يقول : -

وأمطر في التراب سحاب جفني

وقلبي في همومٍ واكتئابِ

ويشاركه في ذلك سبط بن التعاويذي : -

في برزخٍ منها أخاً كمـدٍ حليف كآبتين

أسوان لا حيٌ ولا ميتٌ كهمزةٍ بين بينِ

أما "الكآبة" فهي شائعةٌ كمفردة عنت لشعراء العرب حالة طويلة المدى من الحزن ، فكأنهم كما سوف يلي يتحدثون عند ذكر

"الكآبة" عن صفة حزن لا عارض حزن .

يقول "ذي الرمّة" : -

ومستبشراً تبدو بشاشةُ وجهه

إلينا ومعروف الكآبة عابسُ

وبنفس الفكرة يخاطب أبو نواس أحد المكتئبين : -

يا مثالاً من هموم ٍ يا تباريحَ كآبة

وأوس بن حجر يتعرض إلى حالة شديدة من الحزن ويذكر الكآبة: -

فلم أرَ يوماً كان أكثر باكياً

ووجهاً تُرى فيه الكآبة تجنبُ

كذلك فإن الاكتفـاء بالحزن والبكاء وعدم الاستفادة من العظة والتذكير ورفع المعنويات هي من مميزات الاكتئاب الشديد ، يقول أبو تمام في ذلك : -

متى يُرعي لقولك أو ينيبُ

وخِدناهُ الكآبة والنحيبُ

وانظروا إلى البحتري هنا وهو يصف دوام حالة الكآبة على طول أوقات اليوم وساعاته: -

يتظنى من الكآبة إذ يبـ

دو لعيني مصبحٌ أو ممسي

ويضيف أيضاً في غير موضع : -

واستشفعت بدموعها ودموعها

لُسنٌ متى تصف الكآبة تسهبِ

ورغم إستعراضنا لمجمل شعر العرب في الكآبة ، إلا أن أبـا تمـام بقدرتـه البلاغية الهائلة قد استطاع أن يجمع مواصفات كافية لتشخيص الكآبة في بيـت واحد : -

هبي تري قلقاً من تحته أرقٌ

يحدوهما كمدٌ يحنو له الجسدُ

والأمثلة الأخرى كثيرة .

ولكن لواعج النفس الناتجة كردات فعلٍ لنوائب الدهر وصروف الزمان أخذت ألفاظاً أخرى متنوعـة كـالحزن والهـم والأسى والكمـد وغيرهـا . وحسرة الحداد (Grief reaction) هذا الحدث المتكرر في حيـاة البشر- جـاء ليصـبغ نوعـاً رئيسياً من شعر العرب ألا وهو شعر الرثـاء. فـالعرب عـلى هـذا أفـردوا لحـزن الفراق والحداد باباً كبيراً من أشعارهم وسـكبوا دمـوعهم لغويـاً عـلى أوراقهـم الخالدة.

هاهي الخنساء (الرثاءةُ العتيدة) ترثي أخاها صخراً بكلمات من حسرة : -

قذىً بعينيك أم بالعين عوّار

أم أقفرت إذ خلت من أهلها الدارُ

وعنترة بن شداد ، لم تردعه خشونته وقسوته وشجاعته أن يطلق عاطفة الحزن عند مقام الموت : -

حين قالوا زهير ولى قتيلاً

خيم الحزنُ عندنا وأقاما

وهناك ظاهرة غريبة في تاريخ شعر العرب ، ألا وهي ظاهرة "الشعر العذري" ، ذلك أن جموع "بني عامر" القاطنين في نقاء البادية لم يبرحوها ولم يختلطوا بمناقب المدينة والحاضرة . فكان أن انصرفوا إلى مشاعر أنفسهم واختلاجات صدورهم ، ولم يكن شيء يستطيع أن يملأ تفاصيل حياتهم الفطرية الخالية من التعقيدات سوى الحب . وبما أن النفس بطبيعتها هي شبكة متداخلة ، متناهية التعقيد ، صعبة التأويل فلا بد أن يبحثوا عن هذا التداخل والتعقيد لدى شيئهم الوحيد الذي يملأ حياتهم ألا وهو الحب ، فهم ببساطة قد سعوا نحو تعقيد حبهم ، ذلك أن الواحد منهم كان قادراً تمام القدرة على أن يظفر بمحبوبته ويقترن بها وينالها معنوياً وجسدياً ، ولكن هيهات ، إذ أن الأمور إذا سارت على هذا النحو من البساطة والمباشرة فكأنها تسلب شاعرنا العذري بضاعته التي يقتات عليها ويعيش ألا وهي "الحزن" . إنه هو بذاته قيس بن الملوح (مجنون ليلى) ، أو جميل بن معمر (جميل بثينة) ، أو أي من مجانين الحب العذري الذي يضع العراقيل ، ليُمنع من الارتباط بمن يحب ، كان الواحد منهم يحب الفتاة فيتغزل بها ، فيفتضح أمرها ،

فإذا خطبها إلى أبيها ردّه خائباً مخافة التعيير لئلا يقال زوَّجَها له ستراً لعارها . وهذا ما يدعو العاشق إلى الإجتماع بحبيبته سراً على غرّة من أهلها ، حتى إذا عرفوا بأمره تشددوا بحجبها وشكوه إلى الوالي ، فيهدده ويتوعده ، ثم يهدر دمه فيهرب هائماً على وجهه ، يجوب القفار ، وينشد الأشعار حتى يأتيه الموت وينتهي عذابه المحب والمطلوب .

يقول جميل بن معمر : -

لاحت لعينك من بثينة نارُ

فدموع عينك درةٌ وغزارُ

والحب أولُ ما يكون لجاجةً

تأتي به وتسوقه الأقدارُ

حتى إذا اقتحم الفتى لجج الهوى

جاءت أمورٌ لا تطاق كبارُ

ما من قرين آلفٍ لقرينها

إلا لحبل قرينها إقصارُ

والبيت الأخير يبين صراحةً وجهة نظر الشاعر من الزواج ، فهو إقصار للوعة الحب ووهجه وهذا ما لا يريد وما لا يطيق .

على ذلك فإذا كانت حسرة الحداد وما ترافق معها من حزن وتعب وإضطراب هي ظاهرة طبيعية لفقدان يصنعه القدر رغماً

عنّا، فإن العذريين يشيرون باضطراب لديهم إذ أنهم يبكون فقداناً هم صنعوه بأيديهم ، وهذا يتفق مع المواصفات الحديثة لاضطراب في الشخصية - الشخصية المؤذية لنفسها (Self Defeating Personality Disorder) ، ولكن التحفظ على هذا التشخيص بالأثر الرجعي هو أن الشخصيات تتبعُ منحنى التوزيع الطبيعي لدى المجتمعات ، فلا يعقل أن تصاب قبيلة كاملة باضطراب شخصية واحد مما يرجح أن هذه الظاهرة تمثل اضطراباً مرتبطاً بالثقافة ومبرراً نسبياً بما قدمنا سابقاً (Cultural Bound Syndrome) .

بعض الشعراء من قدم حلولاً ذاتية لمشكل الحزن وانصرف إلى شرب الكحول للخلاص من هموم نفسه (Self-Medication Model)، وهذا يدلل على إرتباط تاريخي بين الاكتئاب وتعاطي وإدمان الكحول والذي تؤكده الدراسات الحديثة (Comorbidity) والأمثلة نراها لدى أبي نواس الشاعر الماجن : -

قم يا خليلي إلى المدام لكي تطرد عنّا عساكر الحزنِ

ويقول أيضاً : -

إذا خطرت فيك الهموم فداوها بكأسك حتى لا تكون هموم

على الجانب الآخر ، نرى طريقة أخرى للتشافي من الحزن لدى الشعراء الفقهاء ، وهي نظرة ترتبط بالالتزام الديني الداعي للاتكال على الله وإثلاج القلوب بطمأنينة ، وهاهو صاحب المذهب

الإمام الشافعي يقول : -

ولا تخطر همومُ غدٍ ببالي فإن غداً له رزقٌ جديدُ

ويرى بعضهم أن هموم الحياة هي ملهم الإبداع ومفتاح توقد الإنتاج والأخطل أحدهم : -

وقد تبيتُ هموم النفس تُبعث لي

منها نوافذُ حتى أعمل الجملا

وبين هذا وذاك تأتي نظرة الشعراء الحكماء الذين صقلتهم التجارب وعاركتهم الحياة ، ومثالنا الأوضح "مالئ الدنيا وشاغل الناس"، أبو الطيب المتنبي حيث يقول : -

لا أشرئب إلى ما لم يفت طمعاً

ولا أبيت على ما فات حسرانا

والمتنبي هذا "النجم المستمر" كان موضع بحث غني وتمحيص وتأويل غنيين حتى عصرنا هذا ، ذلك أن أبا الطيب نفسه كان غنياً في كل شيء : شخصيته المتراوحة ، حياته المخضبة بالخطوب ، وشعره المتطاول معنىً والمتجدد لفظاً وأسلوباً على شعراء زمانه . وهذا الأخير يفتح شهية الباحثين على الغوص في غمار شعره وحياته . لقد كان شعر المتنبي شديد اللصوق بشخصيته ، فكان صورةً لنفسه في كل أحوالها: في مجازفتها وتقديسها للقوة ، في صبرها وأنفتها ، وفي تموقعها بين الثورة والتشاؤم وبين الاعتداد والحزن .

وقد علق الدكتور طه حسين في كتابه "مع المتنبي" بأن قراءة ديوان المتنبي تعطي الانطباع بأنه مكتئب ، ضحك مرة واحدة في حياته ، بل إن بعض الباحثين قد طبق المواصفات العالمية المتبعة لتشخيص الاكتئاب على شعره وتجرؤوا على تشخيص شاعر العرب وعلى بعد ألف عام ونيف من وفاته "بالاكتئاب" .

لماذا لم تمنع نظرته الموضوعية إلى الحياة المذكورة سابقة إصابته بالاكتئاب ؟؟ بل لماذا لم تفده حكمته البالغة ولم تمنحه مناعة الصحة النفسية ؟ ، إن هذا تأكيد لمساهمة البيولوجيا والتأهيل الشخصي المطروحة الآن في التسبب بالاكتئاب .

لقد تحدث صراحة عن هبوط المزاج : -

الحزن يقلق والتجمل يردعُ

والدمعُ بينهما عصيٌّ طيعُ

وتمنى الموت غيرَ مرة : -

كفى بك داءً أن ترى الموت شافياً

وحسب المنايا أن يكن أمانيا

ولقد ملّه الفراش وأعياه القلق :

أرقٌ على أرق ومثلي يأرقُ

وجوى يزيد وعبرة تترقرقُ

والمتنبي الخالد يشكو من النحول وفقدان الوزن : -

كفى بجسمي نحولاً أنني رجلٌ

لولا مخاطبتي إياك لم ترني

ومخاطبته كافية ، كافية جداً .

إننـا نحبـذُ أن يلتصـق الاكتئـاب كتشـخيص بشـخص المتنبـي ، وكفـى بالاكتئاب فخراً أن يكون المتنبي صاحبه ، ولا ندري ما سيكون عليـه الحـال لـو كانت مضادات الاكتئاب موجودة في عصره؟؟؟ . سؤال لنا ولكم .

5 - الحزن والاكتئاب

إن الشعور بالحزن من متطلبات حياة الإنسان ، ولا بـد لكـل فـرد مـن بني البشر أن يمر بلحظـات أو سـاعات وأحيانـاً بأيـام أو بأسـابيع مـن الشـعور بالحزن والهم والغم والنكد لسبب أو لآخر ، فهذا حزين لأنه رسـب في امتحـان وذاك خسر في تجارة ، وفلانة تبكي فراق زوجها الذي توفـاه اللــه ، وفـلان قـد هبطت معنوياته لأن الفتاة التي أحبها لسنوات قررت الزواج من غـيره ، هـذه الأمثلة وغيرها الكثير الكثير قد يمر بنا جميعـاً دون اسـتثناء ، ومـن الملاحـظ في مشاعر الحزن أن تبدأ بحدث أو ظرف معين وتتصاعد معه وما تلبث أن تخـف وتتلاشى في فترة تتراوح من ساعات إلى بضعة شهور ، ومن المألوف أن الحـزن لا يستمر على نفس الشدة ولا يعطل حيـاة

الإنسان ، ولكن الاكتئاب يختلف في النوع والكم والتطور ، وقد يبدأ حزناً عادياً ويتطور للاكتئاب ، ولكنه كثيراً ما يبدأ اكتئاباً دون مقدمات وأسباب للحزن ، ومن الممكن أن يتحول الحزن الطبيعي المقبول إلى اكتئاب في أية لحظة ، ومثال على ذلك الإنسان الذي يفقد شخصاً عزيزاً عليه ، ويمر بمراحل حسرة الحداد ، وفي المرحلة الأولى يكون في صدمة ولا يصدق ما حدث ، ثم يدخل في المرحلة الثانية من البكاء والحزن ، والشعور بالفقدان ، ويفترض في هذه المرحلة أن تنتهي بعد أسابيع أو شهور ليدخل الإنسان في مرحلة التأقلم مع الحدث والتعايش معه ، ولكن البعض لا يستطيع ذلك وقد يدخل في المرحلة الأولى أو الثانية في الاكتئاب النفسي ، وتبدأ مظاهره المختلفة ، وتتغير مسيرة حسرة الحداد .

ولو أخذنا مثلاً للتفريق بين الحزن والاكتئاب كأن يفقد شخصان كل ما يملكان بحادث سطو مسلح ، وبالتأكيد سيكون الحزن والقنوط ملازماً لهما ، وقد يصلان إلى اليأس ، ولكن إذا كان أحدهما لديه الاستعداد للاكتئاب النفسي- فإنه سينتقل من الحزن إلى الاكتئاب ، فإذا حدث بعد بضعة أسابيع أن تم إستعادة كل ما فقداه ، فإن الأول الحزين ، والذي لم يطور اكتئاباً تنتهي مشكلته بعودة ممتلكاته ، وسيحتفل ويبتهج ، أما الثاني الذي أصبح في حالة اكتئاب ، فإنه بعد عودة ممتلكاته ، سيبقى مكتئباً بائساً ، بل قد يزيد اكتئابه ، لأنه رغم زوال السبب لم يتغير شعوره وبدأ يطور أفكاراً اكتئابية ، بأن ما حدث يمكن أن يتكرر وما فائدة الحياة إذا كان

للإنسان أن يتعرض لمثل هذه المواقف مستقبلاً ؟ حتى أنه بعد ذلك قد يصبح زاهداً في هذه الثروة التي انتظرها طويلاً أو غضب لفقدانها ولكن بعد عودتها إليه لم يكن قادراً على التعايش الطبيعي معها ، فقد تحول الحزن إلى اكتئاب ، وما يعنيه هذا من حدوث نقص في الناقلات العصبية الكيماوية في المشابك العصبية المسؤولة عن المزاج في الدماغ .

ومعظم الناس تخلط بين الحزن والاكتئاب ، فإذا علم أحدهم أن صديقه مكتئب يرفض الأمر ، ويحاول إقناعه بأنه شخصياً قد تعرض لأسوأ من حالته عندما فقد ابنه أو عندما خسر تجارته ولكنه تخطى ذلك ، ويتساءل عن مبرر للإكتئاب لدى صديقه ، دون الإدراك أن الاكتئاب ليس بحاجة لمبرر وان ما تخطاه هو كان حزناً وليس اكتئاباً ، ولا بد من التفريق بينهما ، وإذا كان الحزن الطبيعي يكدر حياة الإنسان مؤقتاً فالاكتئاب مرض لا بد من معالجته ، وتبعاً لمنظمة الصحة العالمية فإنه من الأمراض الشائعة جداً القابلة للعلاج.

6 - انتشار الاكتئاب

إن أعراض الاكتئاب تنتشر في المجتمع بمعدل يتراوح ما بين 13-20% من السكان ، ومن هؤلاء هناك 7% يعانون من حالات اكتئاب شديدة ، وهذه الدراسات شملت العديد من الدول في العالم ، ويبدو من بعض الدراسات أن الدول قد تتراوح في معدلات

الاكتئاب ، ولكن بكل المقاييس تبقى هذه النسب مرتفعة ، وقد يكون المعدل في العالم العربي على الحد الأدنى ، لأنه يقع في مناطق أكثر تعرضاً لأشعة الشمس ولا زال فيه من الروابط الاجتماعية والإيمان والتقاليد ما يعطي بعض الحماية للناس ، ومع أن الاكتئاب يصيب كل الأعمار لكنه أكثر ظهوراً في العقد الثالث والرابع من العمر ، وهي قمة سنوات العطاء عند الفرد ، ومعروف أن الاكتئاب أكثر انتشاراً بين النساء منها بين الرجال بثلاثة أضعاف على الأقل ، كما أن غير المتزوجين والأرامل والمطلقين أكثر عرضة من المتزوجين خصوصاً في الرجال ، أما بين النساء فيبدو أن الزواج يزيد من فرص الاكتئاب ، كما أن هنالك ميلاً لفئات معينة من الناس للاكتئاب أكثر من غيرها ، مثل الأشخاص ذوي الشخصيات المتطرفة ، ومن يعانون من أمراض مزمنة أو أمراض خطيرة ، ومن يتعاطون الكحول والمخدرات ، وبعض المرضى الذين يعانون من أمراض نفسجسدية كالربو ، وارتفاع ضغط الدم وقرحة المعدة ، كما وترتفع معدلات الاكتئاب في نزلاء السجون، أما بالنسبة للطبقات الاجتماعية والثقافية فمن الواضح أن جميع الطبقات تصاب بالاكتئاب ، مع أن هناك بعض المؤشرات تفيد أن الطبقات المتوسطة أقل تعرضاً للاكتئاب والانتحار من الطبقات الأقل حظاً والعالية ، أي الطبقات الواقعة على طرفي السلم الاجتماعي والاقتصادي .

7 - مسيرة الإكتئاب

إذا تُرك الإكتئاب دون علاج فإن بعض حالاته قد تتحسن تلقائياً دون علاج ، ولكن على الأغلب أنه سيستمر ويتفاقم وقد يؤدي لمضاعفات ومحاولات انتحار وتكرارها ، أما مع العلاج فإن أكثر من ثلثي المرضى يكونون قد شُفوا بعد مرور سنة ، وهناك نسبة قليلة لا تتجاوب مع العلاج وقد يصبح مرضها ضمن فئة الاكتئاب المستعصي أو المزمن ، وعلى مدى خمس سنوات من بداية المرض فإن هناك إحتمالاً للانتكاس عند نصف من أصيبوا بالاكتئاب ، ولكن من الملاحظ أن المريض عندما يكون قد مر بالتجربة الأولى للاكتئاب وتخطاها ، فإنه سيكون أقدر على التعامل مع التجربة الثانية بسرعة ودون تأخير وبثقة ، وهناك فئة الاكتئاب المتكرر وهذه الفئة من المرضى بحاجة للعلاج الوقائي طويل الأمد .

8 - مظاهر الاكتئاب

تتنوع مظاهر الاكتئاب في أشكالها وشدتها ، وذلك حسب نوع الاكتئاب ومدته ، وهل ترافقه أعراض أخرى أم لا ، ومن أي أنواع الاكتئاب هو ، ولا ننسى أن الاكتئاب لا بد أن يتمشى في مظاهره مع طبيعة الشخصية وظروف الفرد وجنسه وعمره . ومع ذلك سوف نستعرض المظاهر الرئيسة للاكتئاب من الناحية العملية :-

أ . المزاج

يتكدر المزاج ويهبط ويشعر المكتئب باليأس والقنوط ، وعـدم القـدرة على الاستمتاع ، ويفقد الرغبة في ممارسة أموره المختلفة في حياته اليومية ، كالعمل أو الدراسة ، ويفقد حماسه للهوايات والمطالعة ومتابعة التلفاز ، ويجد أن كل ما يقوم به هو عبء ثقيل ، لا بد أن يجبر نفسه عليه ، وعـلى الأغلـب يكون المزاج في أسوأ أحواله في الفترة الصباحية ويتحسن في المساء ، وقد يبـدو المزاج المكتئب واضحاً على تعابير الفرد ، فيميل إلى العبـوس ويقل الضحك والابتسام إلى أقل درجة ، وقد تصبح الدموع سـهلة وملحوظـة ، ولكن عنـدما يشتد الاكتئاب قد يصعب على المريض أن يبكي ، وفي حـالات قليلـة قد تكون حيلة الانكار النفسي مسيطرة ، فتجد المكتئب مبتسماً وكأنه يرتدي قناعاً كاذباً من البهجة ، لا شك أن هبوط المزاج هو المظهر الرئيس لهـذا المـرض ، ولكنـه على الأغلب لا يأتي وحده ، بل يترافق مع مجموعة كبيرة من المظاهر الأخرى .

ب . المظهر والحركة

قد لا يتغير مظهر المريض بشكل واضح في حـالات الاكتئـاب البسيطة والمتوسطة أحياناً ، وفي حالات تكدر المزاج ، ولكن التدقيق في المـريض ومقارنـة مظهره الحالي مع مظهره السابق لمن يعرفه يجد فيه الإهمال بالأناقة والمظهر ، ويقل استعمال مواد التجميل ، وتميل

الملابس إلى الألوان الداكنة ، وتعابير الوجه إلى العبوس والجمود وتقطيب الحاجبين ، وقد يتحاشى المكتئب النظر المباشر في عيون محدثه ، ويميل إلى النظر إلى الأرض ، وغالباً ما يكون هناك تباطؤ نفسي حركي ، فالكلام بطيء ، وقد يتخلله الكثير من التوقف ، والاستجابات البطيئة وقد يأخذ المريض وقتاً حتى يجيب على سؤال بسيط ، وحتى طريقة المشي ـ وتغيير الملابس قد تتباطأ ، وفي الحالات الشديدة قد يصل التباطؤ لدرجة الذهول ، عندما يكون المريض في الفراش لا يتحرك ، ومع أنه واعٍ وعيناه مفتوحتان إلا أنه لا يتجاوب مع الأسئلة والمثيرات ، ويكتفي بتحريك النظر . وفي حالات أخرى قد يترافق الاكتئاب مع تهيج شديد في الحركة ، وتجد المريض غير قادر حتى على الجلوس ، يفرك يديه ، ويتحرك طوال الوقت بلا هدف ذهاباً وإياباً رغم شعوره بالإرهاق الشديد ، حتى الجلوس لعشرِ دقائق لاستكمال فحصه من قبل الطبيب قد يصبح مستحيلاً .

جـ ـ النـوم

يضطرب النوم في الأغلب ، فيصحو المريض مبكراً وفي أشد حالات الضيق والانزعاج ، ولا يستطيع العودة إلى النوم ، وقد يصحو نتيجة الكوابيس التي تدور حول الموت والأموات ، ومن الممكن أن يكون النوم متقطعاً وغير مشبع حتى ولو كانت ساعاته كافية ، وفي الحالات التي يترافق فيها الاكتئاب مع بعض القلق

النفسي قد يجد المريض صعوبة في أن يبدأ النوم أيضاً ، وليس غريباً أن يكون هناك صعوبة في بداية النوم ، وقد يكونُ النومَ سطحياً متقطعاً فيه الكثير من الكوابيس والصحو مبكراً في مزاج كئيب ، وفي الحالات الشديدة قد ينقطع النوم نهائياً . وفي نسبة قليلة من المرضى قد يزيد النوم ، ويسمى هذا الاكتئاب "غير النموذجي" .

د . الطعـــام

تقل شهية المكتئب للطعام ، وقد يأكل بـلا شـهية ثم يصل إلى درجة عدم القدرة على رؤية الطعام أو شم رائحته ، ويقـل معـدل تنـاول الوجبات وكميتها ، وقد يفقد المريض قدرته على تذوق ما لذ وطاب من الطعام ، فحتى الأكل الذي كان يرغبه ، لا يكترث به ، ويصعب التأثير على قابليته للطعام مهما كان الطعام شهياً ومغرياً ، ويترافق هذا مع هبوط الوزن ، وقد يفقد المريض بضعة كيلو غرامات في فترة شهور ، ولكن قد يصل فقدان الـوزن إلى 40% مـن الوزن الأصلي في فترة بسيطة ، ويصبح من الواضح على المريض الهزال الشـديد والشحوب ، وفي قلة من المرضى قد يزيد الطعام والوزن ، وخصوصاً في الاكتئاب الموسمي أو غير النموذجي في الإناث ، والذي يترافق مع زيادة في النوم .

هـ النشـاط

يقل نشاط المكتئب عموماً ، فقد ينقطع عن زيارة الأهل

والأصدقاء ، ويختفي عـن المناسبات والأفراح والأتـراح ، ويقضيـ وقتاً طويلاً منعزلاً صامتاً ، لا يكترث حتى لقراءة صحيفته المفضلة ، أو الاستحمام ، أو التسوق ، وقد يكون هذا الأمر تـدريجياً فـلا يلاحظه ، وقد يكون مفاجئاً للجميع ، حتى الواجبات الدينية والتردد على المسجد يتوقف ، وقد يبدو هذا واضحاً في الأعياد الدينية ، عندما لا يقوم المكتئب بما اعتاد عليه مـن نشاط في صلة الأرحام وزيارة الأصدقاء ، وظهور الفرح والبهجة عليه وعلى أسرته ، وقد تجد أن قلة نشاط الأم أو الأب انعكست عـلى الأطفـال وعـلى الأسرة جميعها، كما أن قلة النشاط الاجتماعي قد يفهم من قبل الناس على أنه عـدم رغبـة في التعامل معهم ، ويأخذون موقفاً سلبياً من المريض وأسرتـه ، "مـما يزيد الطين بلة" ، فلا يفكرون بزيارته أو الاتصال معه أو الاستفسار عن صحته ، مـما يزيـد شعوره بالوحدة وفقدان الأمل وتتأكد مشاعره بـأن لا أحد يكترث به ، مـما يدفعه للتشاؤم من المستقبل والناس .

و . التفكيــر

يتغير تفكير الإنسان المكتئب ، فلا ينظر للأمور إلا من منظار تشاؤمي قاتم ، يرى نفسه فاشلاً ، ولا يثق بنفسه للقيام بالمهام البسيطة التي طالما كان يقوم بهـا بتفـوق ، ولا يـرى مـن الأشياء إلا مساوئها ، ولا يتوقع إلا الخسـارة والمصائب ، وتُسيطر عـلى تفكيره تساؤلات عـن جـدوى الحيـاة ومعناهـا ، ويفاضل بين هذه الحياة

والموت، ويصل للتفكير بأن الموت هو الأفضل فيتمناه ، وقد يفكر بالانتحار ، ويتردد في الإقدام عليه ، إما لأنه محرّم ، أو خوفاً من الوصمة التي تُلحق بعائلته ، وخوفاً على أسرته وأطفاله الذين يعتمدون عليه في كل شيء ، يُعيد التفكير بالماضي عن كل هفوة صغيرة أو كبيرة فيلوم نفسه عليها ، ويؤنبه ضميره ، ولا يرى في المستقبل أي بارقة أمل ، ولا بصيص نور . وفي الحالات الشديدة يحمِّل نفسه وزر أمور لم يقترفها ، ويصبح اجترار الأفكار هو ما يقضي به معظم وقته ، وبأسلوب غير منطقي يتركز حول فكرة أنا فاشل ولا أحد يكترث ، وعليه فإن المستقبل ميؤوس منه ، وهذا الأسلوب في التفكير يجعل مريض الاكتئاب خلافاً لغيره من المرضى، لا يُقبل على العلاج والشفاء ، لأنه بقناعته لا مخرج له من هذا الوضع ، وأنه سيستمر هذا النمط من التفكير طوال حياته أو أنه سيموت قريباً ، أو يفقد عقله ، ويترافق عليه مع الشعور بالذنب وتأنيب الضمير ، والذي قد يكون من أكثر الأمور إيلاماً .

ز . الأعـراض الجسدية

قد يصل مريض الاكتئاب إلى الطبيب العام أو إختصاصي الأمراض الباطنية أو القلب أو الجهاز الهضمي أو الأعصاب بشكاوى الصداع ، وألم الصدر ، وألم البطن ، وألم الظهر ، أو جميعها معاً . وقد يتردد المريض على أكثر من طبيب ويجري الكثير من الفحوصات ، وتزداد الأعراض الجسدية كلما ترافق الاكتئاب

مع القلق ، وقد يصل المريض لتوهم الأمراض العضوية وعدم القناعة بكل الآراء الطبية المطمئنة والفحوصات السليمة . ولا بد من التأكيد على أن المريض العربي أكثر ميلاً للشكوى من الأعراض الجسدية بدل الشكوى النفسية المباشرة ، والتي ما زال ينظر إليها بأنها ضعف ، أو تقاعس ، أو وهم .

ج . الجنس

من المألوف أن تقل الرغبة الجنسية تدريجياً لدى الذكور والإناث ، وقد يضعف الأداء الجنسي والإثارة أيضاً ، وقد يصبح هذا العرض هو المسيطر والهاجس خصوصاً عند الرجل ، الذي قد يبكي على رجولته المفقودة ويختبر نفسه صباح مساء ، ليصل إلى قناعة أنه قد فقد رجولته ، ولا داعي لحياته ، ويتمحور تفكيره على هذا الأمر وبصورة مزعجة جداً ، إذ أنه يبحث عن المقويات الجنسية والهرمونات ويراجع الأطباء والمشعوذين بهذا الشأن ، وقد يكون الأثر الجنسي- وفقدان الرغبة ضمن الأعراض الكثيرة ، ولا يكترث لها المريض أو المريضة نظراً إلى أن هناك أولويات أهم من الجنس .

ط . القدرات العقلية

يترافق الاكتئاب مع ضعف التركيز والانتباه ، وذلك لعدم الاكترات والاستغراق في اجترار الأفكار ، مما يؤدي إلى عدم تخزين المعلومات ، وعند محاولة استرجاعها لا يجدها المريض ، فيظن أنه قد بدأ بالنسيان وأنه سيفقد قدراته العقلية قريباً ، وقد تؤثر عليه

مشكلة التركيز فإذا كان على مقاعد الدراسة ، فإنه قد يفشل لأول مرة في حياته ، مما يزيد حاله سوءاً ، وحتى ربة البيت قد تجد نفسها غير قادرة على تذكر أمور البيت البسيطة ، فلقلة تركيزها يصبح أداؤها في تدهور ، مما يحطم ما بقي لديها من ثقة بالنفس ، وفي كبار السن فوق الستين ، قد تكون مظاهر النسيان أكثر ما يميز الاكتئاب لدرجة أن يسمى الاكتئاب عندها بالخرف الكاذب .

ي . الأعراض الذهانية

ويقصد بها الهلاوس والهذيانات وهي مرتبطة بالحواس المختلفة ، فيرى المريض صوراً ويسمع أصواتاً ويشم روائحاً ، لا أساس لها ولا وجود لها إلا في دماغه ، كما قد يتغير طعم الغذاء ويشعر في جسمه أشياء غير موجودة ، وتترافق مع التوهم بالعدم ، أو التوهم بالذنب ، فيرى المكتئب صور جنازته وقبره ، ويسمع من يوبخه ويقلل من شأنه ، ويدعوه للانتحار ، ويشم رائحة الموت ويتوهم أنه قد اقترف ذنوباً كبيرة بحق البشرية ولا بد من إعدامه ، وإذا وجدت هذه الأعراض إضافة لأعراض الاكتئاب الأخرى ، فإن هذا ما يسمى بالاكتئاب الذهاني .

المظاهر المذكورة للاكتئاب قد تترافق جميعها أو بعضها ، وقد تتفاوت في حدتها ، ولكنها الأساس في تشخيص المرض .

قد تظهر أعراض أخرى عند البعض ، مثل تبدد الشخصية وهو الشعور وكأن الشخص ليس هو رغم أنه متأكد من ذاته أنه لم

يتغير ، وهذا قد يتزامن مع تبدد الواقع وهو الشعور كأن المكان والبلد والوجود قد تغيرت رغم المعرفة الأكيدة بعدم وجود التغيير ، وهذان العرضان يخشى المريض الإباحة بهما لاعتقاده أن الآخرين لن يفهموا ما يقصد وسوف يعدونه فاقداً لعقله . كما أن هناك الأفكار الوسواسية التي قد تطغى على الأعراض السابقة ، مثل فكرة الكفر أو العنف أو أفكار جنسية يعدها المريض سخيفة ومرفوضة ومع ذلك يجد نفسه مضطراً للتفكير فيها ، ورغم أنه يقاومها إلا أنها تعاوده .

9 - تصنيف الاكتئاب

(1) التصنيف حسب السبب

أ . الإكتئاب الداخلي والتفاعلي

(Reactive and Endogenous Depression):

وهو تصنيف قديم عدَّ أن الاكتئاب إما أن يكون ناتجاً عن ظروف وأحداث الحياة ويُعد تفاعلياً ، أو أنه لا يرتبط بأي مشاكل خارجية وبهذا يعتبر داخلياً ، إلا أن هذا التقسيم قد أصبح الآن غير دقيق ، ولا يتفق مع نتائج البحث العلمي ، فهناك استعداد داخلي للاكتئاب يتفاوت من شخص لآخر ، وتلعب العوامل الخارجية دوراً لكل حالة اكتئاب وبدرجات متفاوتة ، بحيث أنه يمكن النظر للاكتئاب على أنه يقع على خط مستقيم أحد طرفيه داخلي

والطرف الآخر خارجي أو تفاعلي ، وغالباً ما يكون المكتئب على نقطة تمتد على هذا الخط وليس على طرفيه .

ب. الإكتئاب الأولي والثانوي (Primary and Secondary Depression) :-

هذا التقسيم للتفريق بين الاكتئاب الذي يظهر إبتداءً في الحياة النفسية ويعد أولياً ، أما الذي يحدث على خلفية مرض نفسي- آخر ، كالفصام العقلي أو الإدمان على الكحول والمخدرات ، وكذلك الذي يحدث نتيجة لبعض الأمراض العضوية أو العقاقير فإنه يعد ثانوياً .

جـ الاكتئاب العضوي وغير العضوي

(Organic & Nonorganic Depression) :

مع أن كافة أشكال الاكتئاب تظهر بالنهاية نتيجة للتغيرات الكيماوية في مراكز التحكم بالمزاج ، إلا أن الاكتئاب العضوي يقصد به الاكتئاب الناتج بشكل مباشر عن مرض عضوي ، مثل إصابات وأورام الدماغ والجلطات الدماغية ، نقص إفراز الغدة الدرقية ، وسرطان البنكرياس والرئة وغيرها من الأمراض ، كما يضاف إليها الاكتئاب الناتج عن عقاقير طبية مثل بعض أدوية الضغط ، وأدوية الكورتيزون أو مواد الإدمان مثل الكوكايين والأمفيتامين والقات والكحول .

(2) التصنيف حسب الأعراض

(Neurotic and Psychotic Depression)-:

وفيه قسم الاكتئاب إلى اكتئاب عصابي (بسيط) واكتئاب

ذهاني (شديد) ، وعدّ أن وجود مظاهر ذهانية تفصل الاكتئاب إلى هذين النوعين . وفي هذا التقسيم إجحاف لأشكال الاكتئاب العديدة غير الذهانية التي عدّت عصابية ، مع أنها متفاوتة في درجات قد تصل في الشدة إلى الاكتئاب الذهاني أو أكثر ، وفي وقت من الأوقات عُدّ الاكتئاب العصابي مساو للاكتئاب التفاعلي ، وعدّ الاكتئاب الذهاني مساوياً للاكتئاب الداخلي ، وهذه تقسيمات لا تتفق أيضاً مع المشاهدات ونتائج البحوث العلمية .

ومع ذلك فإن الاكتئاب الذهاني لا زال قائماً ، مع أنه قليل الحدوث نسبياً ، ويتميز بالهلاوس والأوهام المختلفة ، أما الاكتئاب العصابي فقد عدّه البعض رديفاً لتكدر المزاج (Dysthymia)، مع أن هذا التشبيه تجانبه الدقة .

(3) التصنيف حسب مسيرة المرض في عمر الإنسان :

أ . الاكتئاب أحادي القطب وثنائي القطب

(Unipolar and Bipolar Depression) :-

يشكل الاكتئاب جزءاً من اضطرابات المزاج التي تشمل الزهو (الهوس) والحالات المزاجية المختلطة والاكتئاب ، ولذلك عُدَّ الاكتئاب أحادي القطب إذا تكرر كحالات اكتئاب دون أن يتخللها حالات من الهوس ، وثنائي القطب إذا كان الاكتئاب يتناوب حدوثه مع حالات من الزهو والحالات المزاجية المختلطة .

ب. الاضطراب المزاجي الموسمي (Seasonal Affective Disorder):

هناك فئة من المرضى يتكرر عندهم اضطراب المزاج في نفس الوقت من السنة ، وقد يكون هذا الوقت هو الخريف أو الشتاء ثم يتحسن المريض في الربيع والصيف وفي حالات أخرى فإن الاكتئاب أو الزهو يتكرر مع تغير الفصول ، وخصوصاً بداية فصل الربيع وهذا الشكل من اضطراب المزاج تم ربطه بأشعة الشمس وتأثيرها على إفراز الميلاتونين في الدماغ .

جـ . الاكتئاب التراجعي (Involutional Depression) -:

وهو نوع من الاكتئاب يصيب الكهول ، ويتميز بالتهيج والأعراض المراقية (Hypochondriasis) أي توهم المرض ، وكان هناك اعتقاد بأن هذا النوع من الاكتئاب له أسبابه الخاصة ، وتطوره المتفرد ، إلا أن هذا لم يثبت ، ويبدو أنه شكل للاكتئاب في هذا السن .

د . اكتئاب الشيخوخة (Senile Depression) -:

وقد كان هناك اعتقاد بأنه متميز عن باقي أشكال الاكتئاب بأسبابه وتطوره ، إلا أن هذا لم يثبت أيضاً ، ولكن الثابت أنه أقل تجاوباً مع العلاج ، وقد يكون سريع الانتكاس ، ويتطلب علاجاً أطول ، وقد يكون مدى الحياة .

هـ . (Melancholia) -:

تمثل هذه التسمية القديمة الجديدة شكلاً من أشكال الاكتئاب

الشديد ، ويُميزه فقدان المتعة في الحياة ، وعدم تغير المزاج طيلة ساعات اليوم مع زيادة ملحوظة في سوء المزاج صباحاً وتحسن طفيف مساءً ، إضافة إلى تواجد الأعراض البيولوجية مثل قلة الحركة ، والصحو الباكر من النوم ، وضعف الشهية وفقدان الوزن الملحوظ.

(4) التصنيف الدولي العاشر (ICD 10)

صدر هذا التصنيف عن منظمة الصحة العالمية ، وقد قسم الاكتئاب إلى عدة أنواع :-

أ . انتكاسة اكتئاب (شديدة أو بسيطة) :-

وهي حالات الاكتئاب الشائعة متفاوتة الحدة ، وقد يكون هناك عوامل مهمة مرسبة للحالة ، أو أحداث بسيطة وقد لا يكون هناك أي مبرر منطقي للاكتئاب ، وقد قسمت إلى بسيطة وشديدة ، والبسيطة عادةً ما لا تؤثر على أداء الإنسان لوظائفه اليومية بشكل واضح ، ولكن الانتكاسة الشديدة قد تؤدي إلى توقف الطالب عن دراسته ، أو ربة البيت عن أداء واجباتها اليومية ، وقد يستقيل الموظف وتتراجع أعمال التاجر والنجار والحداد ورجل الأعمال بشكل ملحوظ ، وتتأثر صحته وسلوكه بشكل كبير .

ب . اضطراب مزاجي مزدوج القطب (مرحلة إكتئاب)

إن مرحلة الاكتئاب التي تحدث ضمن مرض الهوس الاكتئابي، لا تختلف في أعراضها عن الاكتئاب عموماً ، ولكنها قد تكون

مسبوقة أو متبوعة بالزهو ، أو أنها تتبادل الدور مع الزهو كل سنة أو ستة أشهر .

جـ . اكتئاب متكرر (بسيط ، متوسط الشدة ، شديد)

إن حدوث الاكتئاب في حياة الإنسان ، قد لا يتكرر ولا تعود الأعراض ثانية ، وفي أحوال أخرى فإن هناك تكراراً للاكتئاب ، إما على فترات متباعدة قد تصل الخمس سنوات أو أكثر ، وقد يكون شديداً في كل مـرة أو بسـيطاً في كل مرة ، وقد تتفاوت الانتكاسات من مرة لأخرى ، وقد يتكرر بلا سبب واضح ، أو لأسباب بسيطة ، أو أحداث معينة مثل الفشل في الدراسـة أو الـزواج، والتغيير مثل بداية المرحلة الجامعية ، وبداية العمل والإقبـال عـلى الـزواج ، ويمكن أن يكون التكرار بعد الولادة عند بعض النساء .

د . اضطرابات مزاجية طويلـة الأمـد (اضـطراب مزاجـي دوري ، تكـدر المزاج)

وهذه من المشاكل التي قد يصعب تمييزها من قبل المـريض نفسـه، أو مَن حوله ، وقد تعد جزءاً من شخصيته . ففي اضطراب المزاج الدوري يتأرجح المريض بين الاكتئاب البسيط أو تكدر المزاج ثم ارتفاع المزاج بما لا يصل للزهو ، ولكن فيه ابتهاج ونشاط وحركة زائدة نوعاً مـا ، وكثيـراً مـا يصـف النـاس هـذا الشخص بأنه مزاجي مع أن الاضطراب يتعدى الشخصية المزاجية ، أما تكدر أو عسر المزاج فهو درجة بسيطة من الاكتئاب ولكنه طويل الأمد .

هـ . تشمل الأشكال الأخرى للاكتئاب سواء غير النموذجية أو المصاحبة لأمراض أخرى كالفصام .

والاكتئاب غير النموذجي يختلف عن الاكتئاب بأنه يكون مصحوباً بزيادة النوم ، والأكل والوزن ، ويترافق مع الكسل والقلق أحياناً ، وغالباً ما يلاحظ في النساء . أما الاكتئاب المصاحب للفصام العقلي فهو من أشكال الاكتئاب الهامة ، والتي قد تتزامن مع أعراض الفصام ، أو تسبقها أو تتبعها .

(5) التصنيف الأمريكي الرابع DSM4 :

صدر عن الجمعية الأمريكية للطب النفسي- وقسّم الاكتئاب إلى عدة أنواع :

أ. انتكاسة اكتئاب كبرى .

ب. اضطراب مزاجي مزدوج القطب (مرحلة اكتئاب) .

ج. اضطرابات اكتئاب أخرى : كالاكتئاب المتكرر وتكدر المزاج .

10 - الأسباب

إن الإنطباع العام لدى الناس هو أنّ لكل حالة إكتئاب سبباً واضحاً ومباشراً في حياة الفرد ومحيطه مثل : الخسارة المادية ، أو الفشل الدراسي أو الوظيفي ، أو الطلاق ، أو مشاكل العلاقات مع الناس ، ولكن هذه النظرة ليست علمية ودقيقة ، إذ أن عدداً كبيراً

من الناس قد يتعرض لنفس المؤثر ، ومع ذلك لا يظهر الاكتئاب إلا في نسبة قليلة منهم ، وهذا يعني أن لديهم استعداداً للمرض في تكوينهم البيولوجي والنفسي والاجتماعي ، وعليه فإنه يمكن القول بأن أسباب الاكتئاب عديدة تتجمع لتحدث تغيراً في الناقلات العصبية الكيماوية في الدماغ ، وتؤدي إلى مظاهره السريرية المختلفة .

(1) الأسباب الوراثية :

خلال العقود الثلاثة الماضية كانت هناك دراسات مكثفة لدور العوامل الوراثية في هذا المرض ، وتبين بشكل قطعي أن هناك إستعداداً وراثياً يظهر بشكل واضح في بعض العائلات وخصوصاً في حالات الاكتئاب الذهاني والاكتئاب الشديد ، وقد شملت هذه الدراسات دراسة تكرار الحالة في نفس العائلة ، وفي التوائم المتشابهة وغير المتشابهة سواء من تمت تربيتهم في نفس البيئة أو في بيئتين مختلفتين .

ومن الغريب أن يتصور الناس أن وجود دور وراثي في حدوث الاكتئاب يعني بالضرورة أنه لا علاج للمرض ، وكأن التصور في أذهانهم أن الوراثة تعني عيباً خلقياً ، لا يمكن إصلاحه مثل من يولد بعين واحدة ، أو بكلية واحدة ، أو من لديهم تشوهات خلقية وهذه فكرة خاطئة حتماً ، فالكثير من الأمراض النفسجسدية والعضوية تلعب الوراثة فيها دوراً ، ولكن هذا لا

يعني أن لا علاج لها ، بل إن العلماء يرون في ذلك مدخلاً لمحاولة فهم المرض والوقاية منه وعلاجه ، عن طريق الهندسة الوراثية ، كما أن وجود أسباب وراثية لا يعني بالضرورة أن الإنسان يُمنع من الزواج والإنجاب ، فالاكتئاب يزداد قليلاً عند الأبناء إذا كان أحد الوالدين يعاني من المرض وأكثر إذا كان كلا الوالدين مصابين بالاكتئاب ، وعندما يكون المصاب بالاكتئاب أبعد في القرابة تقل النسبة تدريجياً ، وبسبب الانتشار الواسع للاكتئاب فإنه من الصعب أن تجد عائلة تخلو من المرض .

(2) البيئة الإجتماعية:

دلّت الدراسات المختلفة على أهمية السنوات الأولى من عمر الطفل في بنائه النفسي ، وتأثير هذا البناء على امكانية حدوث الاكتئاب في المستقبل ، ومن الأمور الواضحة أن الحرمان من الأم يشكل نقطة ترجيح لصالح الاكتئاب في المستقبل ، كما أن العلاقات مع الوالدين لها دور تلعبه سواء كانت هذه العلاقة تتمثل في الإهمال، أو زيادة في الرعاية والاهتمام والصراعات بأشكالها المختلفة ، بالإضافة إلى الظروف الاجتماعية الصعبة التي يعيشها البعض .

(3) الشخصية:

يلاحظ مثلاً أن الشخصية الوسواسية والتي تتميز بالدقة

والحرص الزائد ، وصحوة الضمير ، وهي شخصية ناجحة عموماً ، يكون تكيفها مع الأحداث الجديدة صعباً ، فالأحداث مثل تغير السكن أو العمل ، أو مثل الترقي في العمل ، أو زيادة عدد أفراد الأسرة تكون ذات تأثير كبير ، وقد يواجه هؤلاء حالات من الاكتئاب أو القلق عند تعرضهم لهذه التغيرات، حتى أن هناك ما يسمى باكتئاب الترقية واكتئاب الخطوبة، وهناك علاقة بين الاكتئاب وعدد من اضطرابات الشخصية ، والتي تؤدي إلى المشاكل والصراعات المختلفة ، وتقحم صاحبها في متاهات قد تؤدي به إلى الادمان والانحراف والجريمة مثل الشخصية السيكوباثية والشخصية الحدّية .

(4) العوامل المرسبة للاكتئاب :-

ونعني بها أحداث الحياة المختلفة ، والتي تسبق ظهور الحالة مثل وفاة شخص عزيز ، أو فقدان المال أو المنصب ، أو التعرض لحوادث ومشاكل اجتماعية وقانونية ، والعلاقة بين أحداث الحياة والاكتئاب ، يمكن النظر إليها على أنها مجرد تزامن بالصدفة ، كما يمكن النظر لهذه الأحداث على أنها غير نوعية ، إذ أن الكثير من الأمراض النفسية والعضوية تكون قد سبقتها هذه الأحداث ، وهناك احتمال ثالث لا بد من أخذه بعين الاهتمام وهو أن يكون الحدث ناتجاً عن الاكتئاب وليس سبباً له ، مثل ان يكون المكتئب أهمل بعمله بصورة كبيرة مما أدى إلى فصله من العمل ، وعدّ بعد

ذلك بنظره ونظر من حوله أن المرض كان نتيجة لفصله ، ولكـن الشيء المؤكد أن حدوث الاكتئاب يكون مسبوقاً في كثير من الأحيان بأحداث الحياة المختلفة حتى السعيد منها مثل النجاح والترفيع والزواج ، ويجدر الإشارة إلى أن الحدث الأخير الذي سبق الاكتئاب قد يكون هو القشة التي قصمت ظهر البعير ، فيكون هناك سلسلة طويلة من المشاكل والمآسي والأحداث أرهقت كاهل الفرد ووصلت به إلى الاكتئاب ، وقد يكون للأمراض العضوية دور ، وخصوصاً الالتهابات الفيروسية وداء باركنسون واضطرابات الغدد الصماء .

(5) النظريات النفسية :

منذ بدأ فرويد أبحاثه في النفس ظهرت العديد من النظريات التحليلية لمحاولة تفسير هذا المرض ، ولكنها لم تكن قادرة على الوصول إلى الربط بين تحليلاتها النظرية والمظاهر الإكلينيكية (السريرية) للمرض ، وبالتالي فقد ظهرت فيما بعد العديد من الاجتهادات السلوكية والتجريبية والمعرفية لتفسير هذا المرض ، وكان أكثرها اقتراباً من المنطق العلمي والعملي ، النظرية المعرفية التي وضعها (بيك) ، والذي يقول بأن أسلوب التفكير هو الذي يؤدي إلى المزاج المكتئب ، بحيث يصل الفرد عند تعرضه لمشكلة ما إلى مثلث الاكتئاب ، والذي تكون أولى زواياه (أنا سيئ أو فاشل) وثاني الزوايا (إن الناس سيئون ولا يكترثون) وفي الزاوية الثالثة (لا أمل في المستقبل) ويدور الفرد بين هذه النقاط مندفعاً نحو مزاج

مكتئب، معمّماً مـن هـذه العبارات السـلبية ، وقـد اكتسبت هـذه النظرية أهمية خاصة ، فقد بني عليها أسلوب العـلاج المعرفي ، والـذي أعطى نتائج جيدة في علاج الاكتئاب النفسي .

(6) النظريات الكيماوية :

لقد تعددت وتشعبت هذه النظريات ، ولكنها تركزت على الاضطراب ، والـنقص الحاصل في أحاديـات الأمـين مـن النـاقلات العصبية مثل الـدوبامين والنورأدرينالين والسيريتونين ، ومما يدعم هذه النظريات أن مضادات الاكتئاب الفعالة هي التي تعمل على زيادة هذه الناقلات العصبية في المشابك العصبية بوسائل كيماوية مختلفة .

11 - التشخيــص

إن تشخيص الاكتئاب كغيره من الأمراض النفسية يعتمد على ما يلي :-

(1) الأعراض التي يشكو منها المريض وشـدتها ومـدتها ، ومحاولة الإحاطـة بها وفهمها ، كما يرويها المريض أو ذووه ومرافقوه .

(2) قصة المرض كاملة منذ بدايته ، وحتـى لحظـة وصول المريض إلى الطبيب وقد تكون القصة قصيرة مختصرة ، وقد تكون طويلـة تتعدى العشرـين عاماً .

(3) الأسئلة المختلفة التي يوجهها الطبيب أثناء المقابلة ، للبحث عن أعراض المرض الأخرى ، والأسئلة التي يقصد بها استبعاد أمراض مشابهة .

(4) التاريخ الشخصي للفرد من ولادته وحتى الآن ، طفولته ودراسته وعمله ، و زواجه وعاداته في التدخين ، وتناول المنبهات والكحول ، والمؤثرات العقلية والمخدرات ، وأية مشاكل قانونية أو زوجية أو عائلية .

(5) التاريخ العائلي للمريض : فيما إذا كان هناك حالات نفسية في العائلة أو حالة مرضية عضوية ، والوالدان فيما يخص أعمارهما وحالتهما الصحية أو سبب وفاتهما ، وعلاقة المريض بهما ، وكذلك الأخوة والأخوات ، وترتيب المريض بينهم ، وعلاقته بهم وفيما إذا كان أي منهم يعاني من مشاكل نفسية.

(6) التاريخ الطبي : وهنا لا بد من معرفة كافة الأمراض النفسية أو العضوية التي عانى أو يعاني منها المريض ، والحوادث والإصابات والعمليات الجراحية المختلفة ، وفيما إذا كان المريض يتعاطى أي علاجات للضغط أو السكري أو الصرع أو الفصام أو القلق ، وأسماء الأدوية وجرعاتها ومدة تعاطيها .

(7) الفحص الطبي العام : يقوم الطبيب بفحص المريض سريرياً ، بدءاً من الضغط والنبض والحرارة والوزن ، ثم الفحص العصبي، وفحص الصدر والبطن والظهر والأطراف ، ويدقق

في أي إشارات طبية سواء كان لها علاقة بالشكوى الأساسية للمريض أم لم يكن.

(8) فحص الحالة النفسية : وفيها يستعرض الطبيب المظهر والسلوك والمزاج والانفعالات والتفكير ، ويفحص القدرات العقلية ودرجة الوعي والادراك . وغيرها من الأمور التي يجد أنها ضرورية ، مثل الهلاوس والتوهم ، والشعور بالذنب والميل إلى الانتحار أو القتل ومدى جديته .

(9) التشخيص المبدئي والتفريقي الذي تشير إليه المعطيات المذكورة ، وهذا قد يكون واضحاً وسهلاً ولا يتطلب أي إجراءات بل الانتقال للعلاج ، وقد يتطلب بعض الإجراءات مثل :-

* دراسة اجتماعية للمريض لمعرفة ظروفه وحياته بدقة .

* مقابلة أطراف مهمين في حياته لاستكمال بعض المعلومات ، خصوصاً في تحديد شخصية المريض قبل المرض ، ذلك أن معظم اضطرابات الشخصية تتطلب وجود طرف آخر لإعطاء المزيد من المعلومات .

* إجراء إختبارات نفسية مثل إختبارات الشخصية أو اختبارات الصحة النفسية العامة المقننة ، أو اختبارات الاكتئاب مثل مقياس هاملتون أو مقياس بيك .

(10) خطة العلاج مبنية على التشخيص النهائي .

12 - التشخيص التفريقي

كما لا بد من تمييز حالات الاكتئاب عن حالات الحزن العادية، فإنه من الضروري تفريق الاكتئاب عن الأمراض النفسية الأخرى ، التي قد تبدي تشابهاً في المظاهر مع الاكتئاب مثل :-

(1) القلق النفسي العام (Generalized Anxiety Disorder) :

يشترك القلق والاكتئاب باضطرابات النوم والطعام والرغبة الجنسية ، كما ويترافقان في ضعف التركيز والضجر ، إلا أن القلق النفسي يتميز بالأعراض الجسدية المختلفة ، والخوف والرهبة وعدم الاستقرار والتوتر ، في حين يتميز الإكتئاب بالأفكار السوداوية واليأس والحزن الشديد والميل إلى الانتحار ، فبينما يخاف المريض القلق من الموت والمرض نرى أن المكتئب يتمناه . ومن الشائع أن يخلط الناس بين هذين المرضين خصوصاً أنه كثيراً ما يكون لدى مريض الاكتئاب بعض أعراض القلق ، ولدى مريض القلق بعض أعراض الاكتئاب ، وفي الحالات التي يصعب على الطبيب التفريق بينهما . فإن استعمال مضادات الاكتئاب المهدئة يكون أكثر حكمة من استعمال المهدئات التي قد تزيد من الاكتئاب إذا كان موجوداً .

(2) المخاوف المرضية (Phobias) :

في حالات المخاوف المزمنة والشديدة قد يصل المريض إلى حالة من الاكتئاب الثانوي والذي يبدو واضحاً من تسلسل

الأعراض والسيرة المرضية ، يظهر جلياً أن الاكتئاب قد تطور ليأس المريض من خروجه من حالات المخاوف المختلفة ، كالخوف من الموت والخوف الاجتماعي ورهاب الساح . وفي حالات الاكتئاب قد تظهر بعض المخاوف الثانوية ، والتي يكون من الواضح ان تطورها جاء بعد أن اشتدت درجة الاكتئاب فأصبح المريض يخاف من الناس والاجتماع بهم خشية أن يخونه تركيزه أو ذاكرته أو أن يلاحظ عليه الناس تلك التغيرات النفسية والسلوكية التي وصل إليها بفعل الاكتئاب ، وقد تشكو ربة البيت المكتئبة من أنها أصبحت تخاف من البقاء وحدها في البيت خصوصاً في فترة الصباح ، والتي يكون فيها الاكتئاب في أشد درجاته .

(3) اضطراب الوسواس القهري (Obsessive Compulsive Disorder):-

في هذا المرض تكون الأعراض الرئيسة فكرة أو صورة ورغم قناعة المريض بسخافتها ، إلا أنها تلح عليه وتقهره مثل أفكار الكفر والجنس والطهارة والنظافة ، ومن الأمثلة الشائعة في هذا المرض هو تكرار غسل اليدين والاستحمام بصورة مبالغ فيها تصل إلى عشرات المرات من غسل اليدين أو بضع ساعات من الاستحمام ، وحيث أن الوسواس القهري مرض مزمن ، فإنه قد يصل بالمريض إلى درجة اليأس والملل والاستسلام والاكتئاب الشديد . وعندها تختلط أعراضه بأعراض الاكتئاب ، مما يستلزم التفريق بينهما لاختلاف أسلوب العلاج وتطور المرض ، وفي

حالات الاكتئاب قد تظهر بعض الأعراض الوسواسية إلا أنها تكون بسيطة وثانوية مقارنة بالأعراض الاكتئابية ، وقد يكون هذا المثل واضحاً في أصحاب الشخصية الوسواسية الذين يتميز اكتئابهم ببعض مظاهر الوسواس ، وهذا التفريق مهم مثلاً في مدى تجاوب المريض مع العلاج بالاختلاج الكهربائي ، إذ أن حالات الاكتئاب الشديدة تتحسن مع هذا النوع من العلاج ولا تستجيب له الوساوس . في حين تتجاوب الوساوس مع العلاج السلوكي أكثر من الاكتئاب .

(4) الهستيريا : (التحويلية والتفارقية)

:(Conversion & Dissociative Disorder)

إن مرض الهستيريا في الكثير من حالاته لا يكون منفصلاً نقياً ، بل مرتبطاً بحالة نفسية أخرى كالقلق والاكتئاب ، وخصوصاً إذا حدثت أعراض الهستيريا للمرة الأولى في سن متقدمة وفي الرجال تحديداً ، فالمعروف أن الهستيريا تحدث في الفتيات وتكون على شكل أعراض جسدية تحويلية كالشلل أو فقدان النطق أو العمى الهستيري أو النوبات الهستيرية من الإغماء ، وقد تكون على شكل أعراض تفارقية عقلية كالشرود وتعدد الشخصية وفقدان الذاكرة ، والهستيريا أساساً هي حل لصراع نفسي داخلي يتم تحويله إلى هذه الأعراض ، مما يعطي مكسباً أولياً في تغيير مجرى الصراع ، وثانوياً في تعاطف الآخرين ، ويتسرع الأطباء أحياناً في تشخيص

الهستيريا ، دون الخوض في تفاصيل أعراض اضطرابات نفسية أخرى قد تكون أكثر خطورة ، فرجل في سن الخمسين يصل لقسم الطوارئ في نوبة هستيرية لا بد أن يقيّم بشكل مستفيض نفسياً وعضوياً قبل الجزم بتشخيصه .

(5) الفصام العقلي (Schizophrenia) :-

رغم أن أعراض الفصام العقلي من هلاوس وأوهام تكون على الأغلب واضحة في معظم الحالات ، إلا أن هناك فئة من مرضى الفصام تظهر عليهم اضطرابات سلوكية متشابهة مع الاكتئاب ، مثل العزلة والصمت وقلة النوم وفقدان الوزن وضعف التركيز ، مما يوحي بأن الحالة هي اكتئاب نفسي ، ولكن عند تقييم الحالة العقلية تظهر الأوهام الاضطهادية والهلاوس السمعية وغيرها، ممّا يدفع بالتشخيص نحو الفصام العقلي . هناك إلتباس آخر يحدث في حالات الاكتئاب الذهاني ، والتي تتميز بوجود أوهام وهلاوس ولكنها تكون متطابقة مع الأفكار الاكتئابية والمزاج الهابط، مما يجعل إمكانية التفريق بين الفصام العقلي والاكتئاب الذهاني ممكنة .

(6) الخرف (Dementia) :

تبدأ مظاهر خرف الشيخوخة المبكر أو غير المبكر بتباطؤ الحركة والانفعال والتفكير والانتباه ، مما قد يوحي ببداية حالة من الاكتئاب النفسي والتي يمكن إستثناؤها باختبار القدرات العقلية ،

وخصوصاً الذاكرة والذكاء والمعلومات ، وتكون هي محور التدهور في الخرف والسبب وراء مظاهر الخرف الأخرى ، ولكن الصعوبة تأتي من أن بعض حالات الاكتئاب النفسي في نهاية الخمسينات وبداية الستينات من العمر ، قد تبدأ بصورة قريبة جداً من الخرف ، فيتأثر الانتباه والتركيز والذاكرة ، ولكن هبوط المزاج يكون حاداً ويظهر واضحاً بأنه يقف وراء هذه التغيرات ، وفي بعض الحالات تبقى هناك صعوبة في التفريق بين الخرف والخرف الكاذب (الاكتئابي) ، حتى بعد إجراء الصور الطبقية والمغناطيسية للدماغ وتخطيط الدماغ الكهربائي والاختبارات النفسية ، مما قد يدفع بالطبيب المعالج لمحاولة تجربة العلاج بمضادات الاكتئاب والحكم على الحالة فيما بعد ، وهذا يسمى تجربة علاجية .

(7) الادمان على الكحول والمخدرات والمؤثرات العقلية :

إن تعاطي هذه المواد قد يؤدي على المدى الطويل إلى مظاهر شبيهة بالاكتئاب من حيث الخمول والتقاعس والإهمال والفشل ، كنتيجة مباشرة لآثار هذه المواد على الجهاز العصبي ، مما قد يوحي للطبيب المعالج بأن المريض يعاني من الاكتئاب النفسي ، خصوصاً إذا أنكر المريض تعاطيه لتلك المواد وهذا أمر مألوف ، كما أنه من الضروري القبول بأن الإدمان قد يؤدي إلى الاكتئاب الثانوي ، وفي حالات الاكتئاب قد يلجأ بعض المرضى لتعاطي مثل هذه المواد في محاولة يائسة لتغيير معاناتهم ومزاجهم مما يؤدي إلى تدهور حالتهم ،

وكثيراً ما يحتد النقاش حول آلية حدوث الإدمان ، عما إذا كان الاكتئاب قد نتج عن الإدمان أم أن الإدمان قد جاء نتيجة اكتئاب ، وهذا النقاش لا يؤدي إلى نتيجة لأنه وبغض النظر عمن بدأ أولاً ، لا بد من إيقاف تعاطي هذه المواد قبل معالجة الاكتئاب .

(8) اضطرابات الشخصية :

قد تبدو بعض إضطرابات الشخصية في مظهرها مشابهة للاكتئاب ، مثل الشخصيات الكئيبة أو الفصامية ، ولكن تاريخ المريض يكون واضحاً . ويدلل على أن اضطراب الشخصية موجود طوال حياة الفرد واضحاً ، أما الاكتئاب فهو أمر طرأ عليه في سن معينة ، ولا تحمل اضطرابات الشخصية أعراض المرض بل سمات تلك الشخصية .

(9) أورام الدماغ واصاباته :

قد تعطي بعض أورام الدماغ وإصاباته أشكالاً من التباطؤ والهزل والعبوس وقلة التركيز ممّا يجعل المرء يظن أنه يواجه حالة اكتئاب، إلا أن أعراضاً مهمة كالصداع وفحص قاع العين، والصور الطبقية المقطعية أو صور الرنين المغناطيسي تكشف التشخيص .

(10) الأمراض العضوية :

قد يبدو المريض المصاب بقصور في عمل الغدة الدرقية بكسله وخموله وعدم المبادرة وزيادة الوزن والتباطؤ الحركي النفسي

وكأنه يعاني من الاكتئاب وهذا ممكن ، ولكن مظاهر نقص إفراز الغدة وفحص هرموناتها يحدد التشخيص وكذلك الأمر في الكثير من أمراض الغدد الصماء ، وأمراض السرطان وبعض الأمراض الروماتيزمية .

ولا بد من التأكيد هنا أن معالجة المرض العضوي لا تكفي للانتهاء من الاكتئاب فلا بد من علاجه .

(11) حسرة الحداد (Grief Reaction) :

عند وفاة شخص عزيز فإن الإنسان يمر بثلاث مراحل لحسرة الحداد ، في المرحلة الأولى تكون الصدمة وعدم التصديق والتي قد تكون دقائق أو ساعات أو أياماً ، وفي المرحلة الثانية يبدأ الحزن والحسرة والشعور بالفقدان ويكون البكاء وقلة النوم وقلة الأكل من مظاهرها المميزة ، وهذه المرحلة قد تتشابه مع الاكتئاب إلى حد كبير ، ولكنها تختلف أنها تتحسن مع الأيام وغالباً لا تؤثر على أداء الإنسان لوظائفه وواجباته المختلفة ، ومنها ينتقل الإنسان إلى المرحلة الثالثة وهي مرحلة التكيف والتأقلم مع الفقدان .

13 - عسر المزاج (Dysthymia) :

يعتبر عسر المزاج كمفهوم سريري حيث العهد، ويعود تاريخه إلى عام 1980، حيث تم تبنيه رسمياً من قبل الجمعية الأمريكية للأطباء النفسيين، ويشير المصطلح إلى حالة اكتئابية مزمنة لكنها أقل في حدتها من حالة الاكتئاب الكبرى.

وقبل ذلك التاريخ كان لهذا الاضطراب مسميات مختلفة منها: المزاج الاكتئابي، والاكتئاب العصابي، والشخصية الاكتئابية، وتعسر- المزاج الهستيري، واكتئاب الشخصية، والاكتئاب المزمن والمتقطع، واضطراب الاكتئاب الخفيف لمدة لا تقل عن السنتين.

ويعتبر تبني مفهوم عسر المزاد وإدراجه تحت لائحة اضطرابات المزاج بدلاً من اضطرابات الشخصية معلماً مهماً في سرعة الوصول إلى التشخيص المناسب وإعطاء العلاج المناب للمريض، وحافزاً أقوى لتيسير البحث العلمي في هذا المجال.

الانتشار:

يعتبر اضطراب عسر المزاج شائعاً، ويصيب من 3 إلى 5 في المائة من مجمل السكان، ويصيب النساء بدرجة أكبر من الرحال، ويكثر عسر المزاج لدى الأشخاص غير المتزوجين والشباب وذوي الدخل المحدود . وغالباً ما يترافق عسر المزاج مع اضطراب الاكتئاب الكبير، ويمكن لحالة الاكتئاب الكبير أن تكون سابقة لحالة عسر المزاج، أو لاحقة لها، وفي الحالة الأخيرة يدعى وجود الحالتين معاً بالاكتئاب المضاعف.

ويترافق عسر المزاج أحياناً مع اضطرابات القلق خاصة اضطراب الفزع، وفي أحيان أخرى يترافق مع إساءة استعمال العقاقير والمؤثرات العقلية، ومع اضطراب الشخصية الحدية.

الأسباب:

لا تزال غير معروفة تماماً نظراً لقلة الدراسات حول هذا

الموضوع، لكن هناك بعض التشابه مع اضطراب الاكتئاب الكبير في بعض الخصائص الحيوية للمصاب، ونعني بها التغيرات التي تصيب النوم الحالم للإنسان، ويشير بعض العلماء إلى أن النظرية المعرفية التي قد تفسر الإصابة بالاكتئاب الكبير قد تفسر أيضاً الإصابة بعسر المزاج، وقد دعم هذا التوجه بنجاح العلاج النفسي المعرفي في علاج بعض من تلك الحالات.

الوصف السريري:

يتميز عسر المزاج بأنه حالة مزمنة، تتواجد فيها الأعراض بشكل شبه دائم، مع بعض التقلبات البسيطة في الشدة بين فترة وأخرى، والأعراض نفسها مع تلك التي نجدها في حالة الاكتئاب الكبير لكنها أقل حدة منها، وأهمها هو حالة هبوط المزاج المترافقة مع الحزن وفقدان الاهتمام بنشاطات الحياة اليومية المعتادة، وغالباً ما يكون المريض عدمياً، وساخراً، وحالماً، كثير الشكوى والمتطلبات، متوتر مع قلة في المرونة في تقبل الأشياء، ومقاوماً للعلاج، لكنه مع ذلك يحضر إلى الطبيب في الموعد المحدد، ويؤدي هذا في بعض الأحيان إلى استثارة استغراب الطبيب.

ويمكن أن نجمل الأعراض الرئيسية في اضطراب عسر المزاج بما يلي:

(أ) المزاج: ويتميز بالهبوط، وفقدان أو نقص القدرة على الإحساس بمشاعر السعادة.

(ب) أعراض بيولوجية: وتشمل الأرق أو زيادة في النوم.

(ت) أعراض معرفية: وتشمل نقصان تقدير الذات وفقدان الأمل

واجترارات بالندم، وأفكار انتجارية.

(ث) أعراض نفسحركية: وتشمل التعب وقلة الاهتمام وقلة التركيز والانعزال الاجتماعي.

ويلاحظ مما سبق تشابها ملحوظاً مع أعراض الاكتئاب الكبير غير أن الفرق هنا يكمن في زياد الأعراض المحسوسة عن تلك الملموسة.

التشخيص:

ونورد هنا متطلبات الجمعية الأمريكية للأطباء النفسيين 1994:

(1) هبوط المزاج معظم أوقات اليوم، في معظم الأيام، ويستدل عليه إما بالشعور المحسوس أو الظاهر (الملموس) لمدة لا تقل عن السنتين.

(2) أثناء ذلك يتواجد على الأقل اثنين من الأعراض التالية:

أ) ضعف الشهية أو زيادتها.

ب) أرق أو زيادة في النوم.

ت) الشعور بفقدان الطاقة أو التعب.

ث) نقصان تقدير الذات.

ج) قلة التركيز أو صعوبة اتخاذ القرارات.

ح) مشاعر فقدان الأمل.

(3) يجب أن لا تمر فترة تتجاوز شهرين متتاليين بدون الأعراض المذكورة في رقم (1 و 2).

(4) وأن لا تتواجد حالة اكتئاب كبير خلال أول سنتين من الاضطراب.

(5) أن لا تتواجد أبداً حالة زهو أو حالة أقل من الزهو أو حالة اضطراب المزاج الدوري.

(6) أن لا يتواجد الاضطراب ضمن حالة اضطراب ذهاني مزمن مثل الفصام أو اضطراب التوهم.

(7) أن لا تنتج الأعراض عن تأثير فسيولوجي مباشر لعقار ما أو لمرض بدني.

(8) أن ينتج عن هذه الأعراض اضطراب ملموس في حياة الفرد، وتعتبر البداية مبكرة إذا حصل الاضطراب قبل سن الحادية والعشرين ومتأخرة إذا حصل بعد ذلك.

العلاج:

إن تطور علم الصيدلية العصبية والنفسية أدى إلى نجاحات ملحوظة في علاج حالات عسر المزاج، خاصة مع استعمال أدوية مثبطات إعادة تناول السيروتونين SSRIS، وهناك أدوية أخرى يمكن استعمالها بنجاح أيضاً.

كما أن العلاج النفسي يمكن أن يؤدي نجاحات هامة أيضاً مثل العلاد المعرفي والعلاج السلوكي، والعلاج التحليلي التبصري، وعلاج التفاعل ما بين الأشخاص، والعلاج العائلي والجمعي.

ويمكن أن يؤدي الجمع بين العلاج الدوائي وبين العلاج المعرفي أو السلوكي لنتائج أفضل مما لو استعمل كل منها على حدة.

ومع ذلك فإن الدراسات تشير إلى أن ربع الحالات قد تحتاج إلى تدبير يستمر لفترة زمنية طويلة.

14 - الانتحــــار

إن معدل الانتحار في أي مجتمع له تأثير على المجتمع ، ويعكس بشكل واضح مدى قدرة المجتمع على احتواء هذه الظاهرة ومنعها ، وتتفاوت المعدلات المعلنة للانتحار في الدول المختلفة ما بين 25 - 45 حالة انتحار لكل مائة ألف من السكان سنوياً في الدول الغربية ، وتنخفض في الدول العربية إلى ما دون "الحالة" لكل مائة ألف من السكان ، ويبدو أن هناك حماية من الانتحار في المجتمع العربي والإسلامي بسبب الوازع الديني والترابط الأسري والاجتماعي ، ولكن انخفاض النسبة في الدول العربية وغيرها من الدول النامية يلعب به عامل آخر وهو عدم دقة التبليغ ، ولما يحمل الانتحار من وصمة في المجتمع فإن الكثير من الحالات لا تسجل على أنها انتحار ، وتُعطى أسباب طبيعية للوفاة . ومن المعروف أن ثلثي المنتحرين يكونون قد نوهوا بالانتحار أو أعلنوه صراحة للأطباء ، أو لذويهم ولم يُتخذ أي إجراء ، كما أن نسبة كبيرة من المنتحرين يكونون قد حاولوا الانتحار مرة أو أكثر ، ولم تؤخذ محاولاتهم على محمل الجد ، وفي القانون الأردني مثلاً فإن على الادعاء العام التحقق فقط في محاولات الانتحار والانتحار بما يتعلق بنقطة وحيدة هي أنه لم يكن هناك مساعدة من أي شخص على الانتحار أو محاولته ، وأن ما تم لم يكن محاولة قتل ، وبعدها يقفل ملف القضية ، دون إلزام بإجراءات من قبل المستشفى ولا المريض

الذي وصل إلى الطبيب بعد أن حاول الانتحار أو ما يسمى (بإيذاء النفس المتعمد) ، والذي يصل معدله سنوياً إلى 350 - 500 حالة لكل مائة ألف من السكان في معظم الدول المتقدمة ، أما في الدول العربية فالرقم أقل بكثير من ذلك ، وقد لا يتعدى عشر حالات لكل مائة ألف من السكان ، وذلك لنفس الأسباب الواقفة وراء انخفاض معدلات الانتحار .

ومن المعروف أن الذكور أكثر انتحاراً من الإناث ، مع أن الإناث أكثر في محاولات إيذاء النفس المتعمدة ، كما أن العزلة الاجتماعية والعائلية تزيد من احتمال الانتحار ، فالمطلقون والأرامل والعزاب أكثر انتحاراً من المتزوجين ، وأما المشاكل النفسية فعلى رأسها الاكتئاب ، إذ أن أكثر من 70% من المنتحرين هم من ضحايا هذا المرض ، ونسبة أخرى من ذوي الشخصيات المضطربة والمدمنين على الكحول والمخدرات ، ونسبة من مرضى الفصام العقلي .

وهناك عوامل أخرى تجعل من الانتحار أكثر احتمالاً عند مرضى الاكتئاب خصوصاً البطالة ، ومحاولات الانتحار السابقة والأمراض العضوية المستعصية ، بالإضافة إلى أن بعض فئات المجتمع والمهنيين تبدو أكثر ميلاً للانتحار ، فالطبقات الضعيفة والعالية أكثر ميلاً للانتحار من الطبقات المتوسطة ، وهناك مهن كالأطباء والقضاة والكتاب يبدون ميلاً للانتحار أكثر من غيرهم ،

وقد لوحظ في السنوات العشرة الأخيرة انخفاضاً ملحوظاً في معدلات الانتحار في كثير من الدول ، وقد عزي سبب ذلك للتقدم الهائل في معالجة الاكتئاب وازدياد الوعي لهذا المرض .

وعند تقييم حالة المريض النفسية لا بد أن يقوم الطبيب بمعرفة أية أفكار بعدم جدوى الحياة أو تمني الموت ، وما هو الرادع لعدم الانتحار ، وهل حاول المريض الانتحار سابقاً أو خطط أو يخطط له ، وقد يتردد الناس والأطباء أحياناً في السؤال عن الانتحار وكأن السؤال سيجعل المكتئب ينتحر ، وهذا ليس صحيحاً ، بل إن السؤال عن الانتحار بحد ذاته هو أحد وسائل الوقاية من حدوثه .

وفي مجتمعنا العربي لا بد أن نعمل بجد بهدف إبقاء الانتحار تحت السيطرة ، وذلك يتم بعدة وسائل :-

1. التركيز على الوازع الديني وتحريم قتل النفس .
2. عدم التخلي عن الأسرة الممتدة ، والتكافل الاجتماعي والتعاطف الذي تمتع به مجتمعنا لفترات طويلة ، ويلاحظ في السنوات الأخيرة أن هناك بوادر تفكك لهذا التكافل المحبب والمطلوب .
3. زيادة الوعي للمشاكل النفسية عموماً والاكتئاب خصوصاً بين الناس .
4. توفير الخدمات النفسية والارشادية في المدارس والجامعات والمصانع .

5. إدخال المرض النفسي ضمن أنظمة التأمين المختلفة ، والتي دأبت على استثناء المرض النفسي دون منطق .

6. تدريب طلاب الطب والأطباء العامين في ميدان الطب النفسي، والتأكيد على قدرة الطبيب العام على تمييز الاكتئاب وتشخيصه وعلاجه إن أمكن أو تحويله إلى الأطباء النفسيين .

7. معالجة حالات الاكتئاب الشديدة والتي فيها نوايا انتحارية ، بحذر ودقة وفي مكان متخصص وآمن ، وضمن رعاية طبية وتمريضية متخصصة في مستشفى نفسي أو قسم للطب النفسي في مستشفى عام .

8. العمل على تعديل القوانين بحيث يصبح التقييم النفسي إجبارياً لكل محاولات الانتحار وإيذاء النفس .

15 - المرأة والاكتئاب

من المعروف أن المرأة أكثر عرضة للإكتئاب من الرجل بثلاثة أضعاف ، وفي مختلف المجتمعات ، إلا في الاكتئاب المصاحب لاضطراب المزاج المزدوج القطب (الزهو الاكتئابي) والذي يتساوى انتشاره بين الرجال والنساء وبمعدل 1% من السكان . ومن المؤسف أنه رغم هذا الإرتفاع الواضح للاكتئاب بين النساء فإننا لا نجد أنهن يصلن إلى العلاج بنفس النسبة ، وعلى الأغلب فإن الرجل

أكثر حظاً في الوصول للعلاج من المرأة . والعوامل التي ترفع من معدل الاكتئاب عند المرأة عديدة منها : الحمل والولادة وما يعنيه ذلك من تغيرات فسيولوجية وهرمونية ، وتغير في الدور الذي تؤديه المرأة في الأسرة والمجتمع ، وكما أن الوضع النفسي والاجتماعي للمرأة عموماً وفي مجتمعنا بالذات يحوي الكثير من الكبت والقمع والاضطهاد للأنثى ، فهي منذ ولادتها مرفوضة ، ثم تتعرض للتفرقة والتمييز في طفولتها وتحرم من التعليم والخروج إلى الحياة ، وقد تتزوج في سن مبكرة وتحمل مسؤوليات كبيرة ، وتنتقل المرأة من إضطهاد الأبوين إلى اضطهاد الزوج ، وعادةً ما تكون المرأة كبش فداء لكثير من مشاكل المجتمع ، وهي الأكثر تأثراً بالفقر والبطالة من الرجل ، وهي أكثر عرضة للإساءة الجنسية والنفسية والجسدية في الطفولة ، وعرضة للعنف الأسري بعد الزواج . وفي كثير من الحالات التي تصل إلى العيادات النفسية ، نجد أن المرأة قد أصيبت بالاكتئاب مثلاً بعد الولادة الأولى ، وتأثرت حياتها بالكسل والخمول والتباطؤ وضعف الثقة بالنفس والسلبية ، وأتهمت بالإهمال في البيت والزوج والأبناء ، ولم يسمع طلبها للعلاج ، ولم يكترث لها عندما حاولت الانتحار بل على العكس عوقبت على ذلك ، ونصحت بالحمل من جديد ، وتكررت الحكاية عند بعض السيدات أكثر من خمس ولادات ، واكتئاب متواصل تخف حدته في الحمل ويشتد بعد الولادة ، وقد يصل الأمر بالزوج إلى الزواج من أخرى ، لأن زوجته غير قادرة على رعاية البيت

وتقديم واجباتها الزوجية على أكمل وجه ، وليس غريباً أن ترى سيدة لم تكمل الثلاثين من عمرها وقد أمضت اثني عشر عاماً أو أكثر في الزواج كلها حمل وولادة وإكتئاب ومشاكل ، ووصلت إلى فقدان 30 كغم من وزنها ، وتظنها للوهلة الأولى قد تجاوزت الخمسين ، وليس غريباً أن تحضر المرأة للعلاج دون علم الزوج خوفاً من أن يؤخذ عليها أنها مريضة نفسية ، وكثيراً ما تهدد المرأة بأنها سوف تطلق وتحرم من أطفالها لأنها فاقدة لعقلها إذا وصلت إلى العيادة النفسية ، ومع أن هذا غير صحيح قانونياً لكن المرأة قد تصدقه لعشرات السنين ، وكثيراً ما تصل المرأة للعلاج ولا تكمله ، لأن الزوج اعترض أو غير مقتنع أو أنه بدأ يعيّرها بالمرض ، واضطرت للمكابرة والادعاء بأنها شفيت والحمد لله ، ومن الملاحظ أن عدد أسرة النساء في المستشفيات النفسية في الدول المتقدمة تكون أكثر من الرجال وكذلك مراجعات العيادات الخارجية ، أما في معظم الدول العربية فإن عدد أسرة النساء غالباً ما يكون ربع أسرة الرجال ، والمراجعات في العيادات بالتأكيد ينال الرجلُ منها نصيباً أكثر من المرأة بدرجات متفاوتة في الأمراض المختلفة ، في الاكتئاب تحديداً ، مع أن عدد النساء المكتئبات ثلاثة أضعاف الرجال تقريباً . وبالتالي فإن مجتمعنا يطالب المرأة بالكثير الكثير ، ولا يقدم لها ما نصت عليه الشريعة الإسلامية في المساواة ، وما يقبله المنطق والإنسانية في العلاج إذا مرضت ، وهو أبسط حقوق الإنسان . حتى المرأة التي تعلمت وأصبحت أستاذة جامعية أو طبيبة أو مهندسة ،

وتعمل وتنتج وتعتمد على نفسها اقتصادياً ما زالت تعاني الكثير من القهر والتفرقة ، وما زالت مطالبة بأن تحضر كوب الماء للزوج حتى لو كانت مرهقة ، وكأن بعض الرجال يعاقب زوجته العاملة بكثرة الطلبات والضغوط مقابل السماح لها بالخروج للعمل ، ويسمح الرجل لنفسه بالكثير من الحريات ، ويحجب عن المرأة أبسط الحقوق مثل زيارة والدتها المريضة ، أو الإستراحة بعد عناء العمل لساعة . ولا شك أن للحركة النسائية دوراً في التخفيف من معاناة المرأة ، وهذا دور لا بد أن تتعاون فيه كافة المؤسسات الحكومية والجمعيات الأهلية وأهل الفكر والرأي والصحافة والإعلام والمؤسسات الدينية والتربوية.

وفي معالجة الاكتئاب عند المرأة لا بد من الأخذ بعين الاهتمام بعض الفروق عن الرجل ، مثل زيادة الأعراض قبل الدورة الشهرية والحمل ومراحله المختلفة ، والولادة وما يترتب عليها من انتكاسات للمرأة المكتئبة ، ولا يعد الحمل أو الولادة عائقاً لمعالجة الاكتئاب ، وهناك من أساليب المعالجة ما لا يؤثر على الجنين ولا على مسيرة الحمل .

ومن المعروف أن بعض النساء اللواتي يعانين من توتر ما قبل الدورة الشهرية ، قد تظهر عليهن أعراض الاكتئاب بشكل واضح قبل كل دورة شهرية وهذا يتطلب العلاج ، كما أن نسبة من النساء لا يتحملن أقراص منع الحمل وقد تؤدي إلى التوتر والقلق والاكتئاب ، أما بعد الولادة فإن أكثر من نصف النساء تظهر عليهن

أعراض كآبة عابرة بين اليوم الثالث والخامس بعد الـولادة ، ولا تحتـاج هذه الحالة لأي معالجة ، وذلك أن مجرد التطمين والعلم المسبق بإمكانية حدوثها وزوالها تلقائياً بأقل مـن أربـع وعشـرين سـاعة يكون كافيـاً ، وخـلال الأسابيع الستة التي تعقب الولادة فإن عشر النساء يعانين من اكتئاب النفاس بدرجات وفترات متفاوتة ، وبالرغم من زواله تلقائياً في بعض الحـالات إلا أنه قد يتطلب علاجاً فورياً ، وفي نسبة قليلة لا تتعدى الحالة لكـل ألـف ولادة قـد تصاب المرأة بذهان النفاس ويكون فيـه أعراض الهلوسة والتـوهم واضـطراب التفكير والسلوك ، وفي كثير مـن هـذه الحـالات يكون هنـاك أعراض اكتئابيـة واضحة مع الذهان .

ومن النادر أن تصاب المرأة بحـالات اكتئـاب شـديدة أو ذهان اكتئـابي أثناء فترة الحمل ، وعندها قد تلـح عـلى الإجهـاض وقد تحاول إيذاء نفسها وجنينها ، وهـذا يمكـن علاجـه ، وليس مـن المسـموح قانونيـاً وشرعياً إجراء الإجهاض ، والذي ينص القانون على أنه يُجرى فقط إذا كـان اسـتمرار الحمـل يهدد حياة الأم بالخطر الأكيد .

ومن المشاكل الشائعة في مفاهيم الناس وحتى الأطبـاء أحيانـاً أن سـن اليأس وهو انقطاع الدورة الشهرية ، وعـدم إمكانيـة الحمـل ، يفهـم عـلى أنه حالة من اليأس والاكتئاب . وهذا غير صحيح ، فقد دلت معظم الدراسات أن الاكتئاب عند المرأة يكون في أعلى معدلاته في السـنوات الخمس التي تسبق انقطاع الـدورة الشهرية ، أمـا بعد توقـف الـدورة الشـهرية ، فـإن معـدلات الأمراض النفسية

تقل عند المرأة وخصوصاً الاكتئاب ، وباعتقادنا أن تسمية سن اليأس خطأ لغوي وعلمي فاليأس من الحمل يفهم على أنه اكتئاب، ونقترح أن يسمى (سن الأمل) طالما أنه بداية لانخفاض معدلات الأمراض النفسية والاكتئاب .

16 - مقاييس الاكتئاب

مع خروج علم النفس تدريجياً من تحت عباءة الفلسفة ، وإنتقاله من التأمل إلى البحث العلمي ، كان لا بد لهذا العلم من أدوات خاصة للتقصي- والبحث والقياس ، ومع دخول المدرسة السلوكية مجال علم النفس بقوة أصبحت المختبرات جزءاً لا يتجزأ من هذا العلم ، والذي كلما ازدادت مصداقيته ازداد الضغط والطلب عليه من مختلف مجالات الحياة العامة ، فأصبحت الشركات التي ترغب في توظيف الأكفأ والأذكى تلجأ إلى علم النفس ، للمفاضلة بين مختلف المرشحين ، بل إن الأمر تعدى مجرد مقارنات الذكاء والقدرات إلى وضع مقاييس تناسب كل مهنة أو مهمة لاختيار أنسب من يتصدى لها ، فأصبح هناك مقاييس لاختيار مندوبي المبيعات وموظفي العلاقات العامة وكذلك الجنود والجواسيس ورجال المهمات الخاصة .

وبالتوازي كانت مقاييس الأمراض والاضطرابات النفسية تشهد تطورا مماثلاً ، وقد تزايدت أهمية هذه المقاييس بعد أن

أصبحت الأمراض النفسية تشخص من خلال معايير متكاملة Criteria ، مما هيأ المجال لتضييق الفجوة بين الرؤى الثقافية والمعرفية للمرض النفسي- سواء لجهة التشخيص Diagnosis أو المآل Prognosis وهو ما جعل إمكانية القياس أكثر واقعية ومصداقية.

إلا أن الأمر الذي ينبغي الإشارة إليه وتوكيده دوماً ، أن أيّاً من المقاييس لا يُغني عن المهارة السريرية للطبيب في أي مستوى من مستويات التدخل العلاجي بل هو مساعد للمهارة السريرية وأدائه في البحث العلمي .

إحصائياً ولكي يكتسب أي مقياس مصداقيته ينبغي أن يتوافر فيه عنصران رئيسان : -

- Validity أو المصداقية (الصدق): وهي أن يكون المقياس قادراً على قياس ما هو مخصص له مثل الذكاء والشخصية والكآبة....إلخ ، وذلك من خلال احتوائه مفردات ومواصفات وعناصر الموضوع قيد الدرس.
- Reliabitity اعتماد (الثبات): ويقصد بها ثبات الفحص وقدرته على إعطاء النتيجة الصحيحة بشكل ثابت و متواتر.

ولعل القيمة الأهم لمقاييس الأمراض المختلفة تكمن في فائدتها لمتابعة تطور الحالة المرضية ، حيث توفر للطبيب وحدة معيارية Standard وموضوعيةObjective وشاملة Global لقياس تطور المرض وحدته ، تحسناً أو تدهوراً ، وتتزايد أهمية المقاييس في

المراكز الكبيرة والتي قد يتابع حالة المريض فيها أكثر من طبيب .

من المقاييس المهمة لقياس الاكتئاب مقياس هاملتون وبيك ، والتي تأخذ بعين الاهتمام تقييم الفاحص من جهة ، وما يعبر فيها المريض عن نفسه من جهة أخرى ، هذه المقاييس تغطي كلاً من الأعراض الجسمية والأعراض المعرفية بالإضافة إلى الأعراض المزاجية للاكتئاب .

17 - الاكتئاب في الرعاية الصحية الأولية

ليس من المستغرب أن يترتب العبء الكبير في تشخيص ومعالجة مرض الاكتئاب على الأطباء العامين ، فيما اصطلح على تسميته تحت إطار الرعاية الصحية الأولية . وهذا إن انطبق على الاكتئاب فإنه ينطبق على معظم الأمراض النفسية الأخرى . في بريطانيا مثلا تتم معالجة حوالي 95% من مختلف الأمراض النفسية لدى الطبيب العام ، وتترك النسبة المتبقية القليلة على عاتق الطبيب النفسي .

ولعل هذا مفهوم تماما إذا أدركنا المؤسسية التي تحكم نظام المعالجة والتحويل في البلاد الغربية ، حيث يمر المريض ضمن أنظمة تصفية أو لنقل أنظمة انتقاء . وهناك يتوجب على المريض أن يقيّم ضمن الرعاية الصحية الأولية ، والتي يجد الطبيب العام فيها نفسه

مواجهاً للعديد من الأمراض النفسية ، والاكتئاب أحدها أو أهمها ، وتقع عليه مهمة المعالجة المناسبة للأغلبية ، وليحول النزر اليسير من المرضى المستعصين أو المحتاجين إلى خبرات ومعرفة عالية متخصصة إلى الطبيب النفسي المختص وهكذا .

و الحال في مجتمعاتنا تحكمه الثقافة السائدة والفهم الجمعي لدى الأفراد . ويفضل الكثيرون الالتجاء إلى الطبيب العام في أمراضهم النفسية عن وعي بذلك أو بدون وعي . يكون هذا الحال أكثر بياناً إذا ترافق الاكتئاب مثلاً مع أعراض جسمية ، وليعطي العذر للمريض بإلقاء اللوم على جسمه لا على إرادته . فكأن المرض النفسي بفهم المريض هو نتاج إرادته ومكمن ضعف ووهن ذاتي! ويزيد الأمر ما غرس في اللاوعي الجمعي والثقافة الشعبية من نقيصة وهنة يحملها المرض النفسي لصاحبه .

إذن فالمريض النفسي- بالاكتئاب أو بغيره ، يحبذ أن يعالج من قبل الطبيب العام ، حتى ولو علم أنه سوف يتلقى مضادات الاكتئاب أو العلاجات النفسية الأخرى . وهكذا نصل إلى نسبة عالية من المرضى النفسيين في عيادات الطب العام ، ولكن بآلية مختلفة عما ذكر في المؤسسية المطبقة في الغرب، فالمريض هنا يحدد إلى من يلجأ ودون حاجة لنظام تصفية وتوزيع .

وللاستدلال على تلك النسبة تأتي الإحصائيات العالمية لتري أن بين مجموع 2000 مريض ، يراجعون عيادات الطب العام

يأتي الاكتئاب الكبير كتشخيص رئيس لدى 100 من هؤلاء ، بينما يشكل الاكتئاب الأقل شدة نفس الرقم المذكور كذلك . وهنالك حوالي 200 مريض تقريبا يعانون من أعراض اكتئابية ولكن غير مؤكدة أو كافية لتشخيص الاكتئاب كاضطراب . أما عن الاضطراب الوجداني الثنائي القطب حيث الاكتئاب أحد قطبيه ، فالنسبة تهبط إلى حوالي العشر المسجل في الاكتئاب الكبير لنفس العينة المسجلة في الرعاية الصحية الأولية .

من الضروري أن نعي عند دراسة الاكتئاب في الرعاية الصحية الأولية ، وجود الاكتئاب مترافقاً أو مرتبطاً مع العديد من العوامل والاضطرابات العضوية . ولعله في كثير من الحالات يسبق الظواهر المرضية الأصيلة والمميزة للعلة العضوية.

والقائمة طويلة ونحن وإن تطرقنا لها في هذا الكتاب فهو على سبيل المثال لا الحصر . وهي دعوة جدية لعدم إشاحة النظر ، والإهمال لأساليب الطب الشمولية ، و التي تشمل شقين أساسيين هما التاريخ المرضي المفصل والفحص الجسماني للمريض . وهذا يعني أن الوصول إلى تشخيص الاكتئاب عند المريض لا يعني أبداً إراحة الطبيب العام وإعفاءه من الكشف عن مرض آخر ، أو عقار قد يكون مسببا أو مرتبطا بالعلة النفسية المشخصة.

من الدراسات الملفتة للنظر هي تلك التي تشير إلى ضعف قدرة الطبيب العام ، على تشخيص وكشف الاكتئاب لدى أولئك

المراجعين للرعاية الصحية الأولية. حيث يظهر أن نصف المصابين بالاكتئاب لا يشخصون بداية ولا يتلقون أي نوع من العلاج . ولكن 10% منهم يتم تشخيصهم لاحقاً خلال عدة زيارات.

فإذا علمت أن نسبة النصف من غير المشخصين سوف تستقر حالتهم تلقائيا ، فإننا نصل إلى حسبة غير بسيطة تبلغ 20% من المرضى المصابين بالاكتئاب و غير المحظوظين لا بالتشخيص ولا بالعلاج تستمر أعراضهم لمدة تزيد عن الستة أشهر محملين خلالها بنوعية حياة رديئة ، وأداء إجتماعي ووظيفي متدن ، وداخلين أيضاً إلى متاهة ما يسمى بالاكتئاب المزمن .

ضعف التشخيص هذا بأوزاره المريعة ، يأخذ أسبابه من طرفي معادلة التشخيص : المريض و الطبيب المعالج . إن القراءات الإكلينيكية والإحصائية تحدد أن زيادة القدرة على التشخيص تترافق مع مواصفات خاصة للمريض وللمعالج ، فالمريضة الأنثى متوسطة العمر وغير العاملة تحمل مواصفات إيجابية لسهولة التشخيص ، كذلك فإن الأرامل والفاقدين لأحبائهم والمنفصلين يلفتون نظر المعالج أكثر من أصحاب الصفات الاجتماعية الأخرى كالمتزوجين مثلاً . وبديهي أيضاً أن المرضى القادرين على التعبير لغوياً عن مشاعرهم الحزينة ، أو لنقل يملكون البصيرة للمرض هم أخضع للتشخيص السريع من أولئك أصحاب الأعراض الجسمية مثلاً .

ورجوعاً إلى الطرف الآخر والمهم (الطبيب) فإن أسباباً ثلاثة تساهم في قدرته على التشخيص المبكر للمرض هي ، المعرفة والاتجاهات والمهارة .

- المعرفة: لا يتأتى أن يستطيع الطبيب تشخيص أي مرض دون علم أصيل بأعراضه المختلفة وطرائق تعبيره ، والأمر لا ينتهي حتى هذه النقطة ، إذ ما فائدة معرفة المرض دون وجود خامة معرفية طيبة عن أساليب العلاج المتوفرة والمتاحة .

من النصائح المفيدة أن يصادق الطبيب العام علاجاً واحداً من كل من المجموعات . والصداقة تعني إلماماً خاصاً بمواصفاته الكيميائية وأثاره البيولوجية وأعراضه الجانبية والجرعة الطبية المناسبة ، حيث يتسنى له وصف العقار بثقة ودون تردد .

- الاتجاهات : هنالك فرق كبير بين طبيب يحمل مع عمله حساً إنسانياً عالياً ، وآخر يتعامل مع مهنته كوظيفة وحسب . إن رؤية الاهتمام والرعاية من قبل الطبيب المعالج ، رغم أنها من أسس مواصفات الطبيب الناجح ، إلا أنها كذلك وسائل ناجعة للعملية التشخيصية والعلاجية . من المتاح والمفيد إذن أن يستفسر الطبيب عن أحوال مريضه المختلفة ، بيته وعمله وعائلته ، وهواياته ، وقراءاته . أضف إلى ذلك أهمية حساسية الطبيب للإشارات اللفظية وغير اللفظية لدى المريض وقراءة ما وراءها.

- المهارة : العديد من المهارات يجب أن تمارس في العملية العلاجية. أهمها :
  - المحافظة على اتصال العيون عند الحديث .
  - الاستماع الجيد
  - طرح أسئلة مفتوحة
  - السؤال المباشر عن المشاعر
  - القـدرة عـلى إعطـاء ملاحظـات متعاطفـة وإنسـانية كـما تشـمل القدرة الأدبية عـلى السـؤال المبـاشر في المواضـيع الحساسـة عنـد الحاجة.

على الجانب الآخر فإن عدة عوامل في المريض تقلل من قـدرة الطبيـب على رؤية الاكتئاب وإدراكه مثل :

- عمر المراهقة
- فئة الطلاب
- وجود علة جسدية
- الحضور أساساً مع عرض جسمي
- عدم القدرة على التعبير النفسي عن المعاناة

كذلك فإن الشخصية المتحفظة والمنطوية وغـير المنفتحـة عـلى المـرضى للطبيب ، تجعل من تشخيص الاكتئاب صعباً ، لأن هذا الطبيـب يجـد صـعوبة في التعبير عن نفسه فكيف سيتفهم تعبيرات

الآخـرين ودواخلهـم ، كـذلك فـإن توجـه الطبيـب لوصـف المهـدئات والعقاقير المنومة ، وتوجهه لطرق أسئلة غير منطقيـة فقـط لمجـرد السـؤال أو الاكتفـاء بالتسـاؤلات ذات الإجابـة المحـدودة ، والتـي لا تحمـل أيـة إمكانيـة للانطلاق والإفصاح عما يجول في النفس ، كل هذا يخفض قـدرة الطبيـب عـلى التعرف على الاكتئاب لدى مريضـه وربمـا ينطبـق هـذا المقيـاس عـلى الأمـراض النفسية الأخرى .

التحويل إلى الطبيب النفسي :

ليس كل الأمراض الاكتئابية يمكن معالجتها في الرعاية الصحية الأوليـة . فبعضها قد يكـون شـديداً جـداً ، ويحـتم الـدخول إلى المستشـفى ، خاصـة إذا لـوحظ لـدى المـريض علامـات خطـورة انتحاريـة، أو إذا انقطـع عـن الطعـام والشراب ، وعلى الطبيب العام أن لا يفكر طويلاً عند وجود هـذه الملاحظـات ، فقد لا يسعفه الوقت للتفكير ويخسر مريضه . وتأتي التوصية بأن يزيد الطبيب العام نشاطه ، ويتدخل مع الأهل مـن أجـل دخـول مريضـهم إلى المستشـفى ، ويتصل مع اختصاصي الطب النفسي بتحويل مفصل لحالة المـريض ولأعراضـه ، ويتدخل "وهو الأهم" مع المريض نفسه بإعطائه دفعـة أمـل وحـافزاً لاسـتمرار الحياة ورفع معنوياته بتذكيره بإنجازاته السابقة، وربما يكون مـن الضرـوري في مجتمعنا بالذات التركيز على الـوازع الـديني الـرافض للانتحـار ، والباعـث عـلى التفاؤل والإستمرار.

إذا حصل شك في تشخيص الاكتئاب ، أو إذا ترافق

الاكتئاب مع إضطرابات نفسية أخرى كالإدمان الكحولي أو الوسواس القهري ، فإن الصورة تصبح معقدة ، والأولى أن يتم تحويل المريض إلى الطبيب النفسي . ونفس الحال ينطبق على حالات الاكتئاب المستعصي ، وغير المتجاوب مع مختلف الأساليب العلاجية التي طبقها الطبيب العام على مريضه .

من أجل ذلك ومن أجل زيادة مستوى التعاون والتعليم الطبي ، فإن الطرق بين الطبيب العام وإختصاصي الطب النفسي- من الواجب أن تكون مفتوحة معبدة وسهلة دون تحفظ أو تردد من الطرفين .

18 - الاكتئاب في المستشفيات العامة

إن الأمراض النفسية المتواجدة لدى المرضى في المستشفيات العامة ، والذين قد تم دخولهم بسبب عرض عضوي هو من إختصاص فرع مهم من الطب النفسي، هو (Liaison Psychiatry) والمتعارف على تسميته بطب النفس الارتباطي أو الاستشاري . وفكرة هذا الطب الاستشاري هي ارتداد حميد لتاريخ الطب القديم، حيث كان الطب من مكونات الفلسفة والتي تعنى بفهم الحياة ككل وتفسير ظواهرها ومعالجتها بكليتها . ولكن مدرسة العلم الشامل قد خسرت أنصارها خصوصاً في الطب في القرن الثامن عشر والتاسع عشر ، بعد التأكيد على أهمية فهم الأمراض لا فهم المريض .

هذه النظرة التفصيلية أفقدت العلوم الطبية ردحاً من الزمن،

قدرتها على رؤية المريض - الإنسان - مرتبطاً مع ظروفه وضغوطه المختلفة ، فرحه وترحه ، ثقافته وتعليمه بل وتاريخه وأصوله . وهكذا فإن أصاب "عدنان" ألم ، فالمهم ضمن هذا العزل الظالم هو ألم عدنان وليس عدنان صاحب الألم ، وعلى نفس المنوال فأن "هدى" إذا شخصت بسرطان الثدي ، فالتركيز إذاً ينصب على ثدي هدى لا هدى المريضة ، إن هذا بلا شك هو قصر نظر وإجحاف لا علاقة له برسالة الطب السامية المنحازة أبداً لصالح المريض لا لصالح فضول معرفة المرض وحسب .

لقد بدأ النمو الحقيقي لهذا العلم الإرتباطي في الربع الثاني من القرن العشرين . ونقطة التحول جاءت بعد إطلاق مصطلح الأمراض النفسجسمية (Psychosomatic Disorders) في الثلاثينات من ذات القرن . وقد جاء هذا المصطلح بداية ليدافع عن فكرة أن الأمراض العضوية مؤكدة التشخيص كالضغط والربو مثلاً ، هي بالأصل جاءت من أسباب نفسية واجتماعية . ولكن هذا التطرف "بالتسبيب الكامل" جاء ليأخذ بعد ذلك نظرة أكثر موضوعية قائلاً بمساهمة العوامل النفسية والاجتماعية في ظهور المرض أو استمراره أو زيادة أعراضه وشدته .

في التطبيق العملي ، فإن طب النفس الاستشاري يحقق أسلوبه إما عن طريق وجود قسم نفسي متخصص في المستشفيات العامة أو بشكل استشارات نفسية يقدمها اختصاصي الطب النفسي عند الحاجة.

الأسلوب الأول : يتنامى بشكل كبير في الدول الغربية ، ويتبنى الأسلوب الارتباطي في العمل ، بينما تشكل الاستشارات الطريقة السائدة في بلادنا . إن أسلوب الطب الارتباطي ، يحتم أن يعمل الطبيب النفسي ضمن فريق متكامل كحالة وجوده مع الفريق الجراحي في الحالات الجراحية ، أو مع الفريق الباطني في الحالات الداخلية والباطنية وهكذا . هذا وتقع على الطبيب النفسي مهمة مساعدة الفريق للتعامل مع المشاكل والاضطرابات النفسية المرضية التي يواجهونها مع مرضاهم ، بشكل يومي وذلك بحكم وجوده كعضوٍ أصيل في الفريق ، وتأتي طريقة الاستشارات كطريقة منقوصة نسبياً لأن رأي الطبيب النفسي يؤخذ به عند الطلب ، وربما لا يستعان به خصوصاً في بلادنا اللهم إذا فقد الطبيب من الاختصاص الآخر قدرته على السيطرة واضطر إلى اللجوء إلى خطة طوارئ ألا وهي استشارة الطبيب النفسي ، وهذا هو واقع الحال للأسف .

فريق الطب النفسي الارتباطي أو الاستشاري يتراوح في حجمه. صحيح أن ما نراه شائعاً هو تكونه من شخص الطبيب النفسي- إلا أن الوضع المثالي يحتم وجود فريق متكامل ومتناغم يشمل فيما يشمل - إضافة إلى رأسه الطبيب النفسي - الممرض النفسي- الباحث الاجتماعي والاختصاصي النفسي الإكلينيكي . وتقتضي- الحاجة كثيراً أن يستعان بكل أفراد الطاقم للتعامل والتقييم والمعالجة وإبداء الرأي .

ويأتي موقع السؤال التالي الآن : ماذا يفعل فريق الطب النفسي ـ الاستشاري إذا طلب منه التدخل ، ما هي مهامه وكيف يتعامل ؟ هذا السؤال يخص الطبيب النفسي ـ ، فهو هنا تقع عليه مهمتان أولهما تقييم الحالة ، وثانيهما الاتصال وتبادل الرأي مع الطبيب المختص من الاختصاص الآخر ويجب أخذ النقاط التالية بعين الاهتمام : -

أ - حالة المريض الجسدية والعقاقير المتناولة والآثار الجانبية المترتبة عنها .

ب - رغبة المريض برؤية طبيب نفسي ، إذ من الواجب أن يناقش هذا الأمر سابقاً مع طبيبه المشرف في حالة توافر القدرة لدى المريض على إعطاء إقرار بذلك . وإلا فإن الأمر يبقى بين يدي الطبيب المشرف وذوي المريض .

جـ - الاطلاع على سيرة المريض الطبية والجراحية . والانتباه إلى ملاحظات التمريض المتعلقة بالسلوك والأعراض البيولوجية كالشهية للطعام والنوم .

د - اتباع الطريقة الكلاسيكية المفصلة للتاريخ المرضي النفسي للمريض والفحص العقلي .

هـ - عدم الاعتماد على الفحص الجسدي الذي خضع له المريض سابقاً . فلا بد من الفحص السريري مترافقاً مع اهتمام خاص للجهاز العصبي .

و - أخذ معلومات أخرى من الأقارب شاملة للأرضية الاجتماعية

والثقافية والشخصية للمريض .

ز - كتابة التقرير النفسي الاستشاري والتي ستدخل ضمن الملف الطبي للمريض ، تختلف عن المتبع تقليدياً في الملفات النفسية . من الواجب أن تكون ملخصة ، بسيطة ومباشرة بعيدة عن حشو المصطلحات الغامضة وغير المفهومة . ومن المفضل أيضاً أن يتم تجنب ذكر المعلومات الخاصة والسرية ، والتي لا تحوي أهمية عملية لحالة المريض أو للإجابة والتساؤل من قبل الطبيب المشرف .

ح -إعطاء تشخيص مباشر سواء كان مبدئياً أو نهائياً بهدف إزالة اللبس .

ط - توضيح طريقة التعامل والعلاج بشكل مفصل ، وعلى الطبيب النفسي أن يتأكد من قدرة جهاز المستشفى على التعامل والتنفيذ لهذه التعليمات .

ي - استكمال الحلقة الاستشارية بأخذ معلومات راجعة عن حالة المريض بعد تلقي العلاج ووضع خطة للمتابعة .

إن هذا الحرص الشديد على أهمية الارتباط والاستشارة للطب النفسي في المستشفيات العامة ، تأتي كما ذكر سابقاً من جوهر الارتباط الوثيق بين الجسد والنفس ، وهذا الارتباط يأخذ تعبيرات مختلفة نوردها كما يلي : -

1. العوامل النفسية قد تأتي كمرسبات للأمراض العضوية . مثلاً ،

أثر التوتر على القرحة المعدية .

2. أمـراض نفسـية تعـبر عـن نفسـها بـأعراض جسـمية . مـثلاً ، الأمـراض الجسمنفسية كالأعراض التحويلية والمراق والقلق .

3. المترتبات النفسية من الأمراض الجسمية . مثلاً ، حالات عـدم التـأقلم نتيجـة فقدان البصر .

4. الأمراض النفسية المترافقة مع أمراض جسدية بالتصادف ، كترافق القلق مـع الأورام الخبيثة .

5. الأمراض النفسية الناتجة مباشرة من عطل عضوي . مثلاً ، الإصابة الدماغيـة للفص الجبهي المؤدية لاضطراب الشخصية.

ويبدو - الإكتئاب - موضوعنا المطروح كعامـل مشـترك في كـل الأحـوال السـابقة . فهـو كمـرض نفسي- يختبـئ في أحيـان كثـيرة تحـت غطـاء الأعـراض الجسمية والبيولوجية . ولهذا فهو يأتي بهوية غامضة ، قـد تخفـى عـلى طبيـب الإختصاص الآخر المواجه لهذه الحالة في المستشفيات العامة . وهو بهذا لا يلام إذ أنه يشاهد أعراضاً توحي بوجود علة عضوية ، مـا هـو موقفه وهـو يـرى المريض يعاني من قلة الشهية وإضطراب النـوم ، وفقـدان الـوزن ، والإمسـاك ، والعنه الجنسية ، واضطراب الدورة الشهرية ، والصداع ، والشـعور بالتنميـل أو الوهج في الأطراف ، والتعب العام ، والخلل في الذاكرة، وآلام الصدر ، وصعوبة التنفس . وأضف ما شئت ؟! وتظهر هذه التعبيرات الجسدية للاكتئاب أكثر مـا تظهر - وكما

تؤكد الدراسات والقراءات الإكلينيكية - في دول العالم الثالث ، حيث قلة التعبير اللغوي عن النفس ومكنوناتها ، حتى أن الرجال الشرقيين يرون في الحزن والبكاء إهانة تنتقص من مميزات الرجولة وتحبط صفة الخشونة والاعتداد ! ويأتي الحل لهذا المشكل الصعب بلجوء الطبيب إلى الفحص النفسي لمريضه والسؤال مباشرةً عن المزاج ، فقدان الاهتمام بالحياة والمتعة بها ، والأعراض النفسية الأخرى والتي سوف تؤكد تشخيص الإكتئاب . إن بضع الدقائق الكافية للفحص النفسي لن تسبب خسارة الطبيب أو تعبه عند عملها ، ولكنه وبدون شك سوف يخسر الكثير إذا رافقه الإهمال في عملها ، هذه الخسارة تُضر المريض في وقت شفائه ونوعية حياته ومعاناته وتفقد الطبيب ثقة المريض به ، وهي من أهم خصائص العملية العلاجية الناجحة ، وفوق ذلك فهي تمثل إخفاقاً وفشلاً للطبيب في إدراك التشخيص والمعالجة .

الاكتئاب كذلك من المترتبات الرئيسية للأمراض العضوية ، وعلى سبيل الإيضاح لا الإجمال ، نرى أن حوالي ثلث المرضى المصابين بإحتشاء العضلة القلبية يعانون من الاكتئاب والقلق ، خلال ستة أسابيع من حادثتهم غير السعيدة (الاحتشاء) . صحيح أن هذه النسبة تقل خلال متابعتهم بعد سنة إلا أنها تبقى مرتفعة ، إذ أن 20% منهم تبقى لديهم أعراض اكتئابية كافية للتشخيص ، وبحاجة إلى تقييم وعلاج نشط . والنسبة السابقة تنطبق كذلك على السيدات اللواتي أجرين عملية إزالة الثدي (Mastectomy) كما

تؤكده العديد من الإحصائيات والدراسات .

وتجدر الإشارة هنا أن الاكتئاب قد يكون التعبير الأول للعديد من الأمراض العضوية غير المكتشفة ، ويمثل عرضاً أصيلاً فيها . والقائمة طويلة فهي تشمل الاضطرابات التشريحية والوظيفية للدماغ ، وأمراض الغدد الصماء ، والأورام الخبيثة المختلفة خصوصاً في منطقة رأس البنكرياس ، وأمراض الكلى ، والالتهابات الجرثومية والخمجية ، وأمراض المناعة الجسمية وغيرها ، كما تبدو العلاجات المتلقاة من المريض ذات أهمية كبرى ، إذ أنها قد تساهم في ترسيب بل وفي تسبيب الأعراض الاكتئابية .

على المعالج والطاقم الطبي إذن أن يبقوا العيون مفتوحة على مريضهم ، صاحب العلة العضوية لادراك أعراض الاكتئاب مبكراً ، ولحسن الحظ فأن الاكتئاب هنا هو مشكلة ذات حلول وتستجيب جيداً للعقاقير المضادة للاكتئاب .

إن الطبيب النفسي ـ المستشار في الحالات الآنفة يواجه تحدياً مهماً لعلمه وخبراته ، وعليه أن يجيب على العديد من الأسئلة والاستفسارات : -

1. هل الاكتئاب كعرض أو كمرض موجود لدى هذا المريض ؟ .

2. هل الاكتئاب أو غيره كاضطراب الشخصية يتداخل ويساهم في استمرار المرض العضوي ، والتجاوب مع العلاجات والشفاء والتحسن ؟

3. هل من المتوقع أن يؤدي المرض العضوي إلى أعراض اكتئابية وكيف يتم الكشف المبكر عنها ؟

4. هل هنالك اقتراحات معينة تتعلق بعلاج المريض أو أية إجراءات مناسبة أخرى ؟

5. هل هنالك ضرورة لنقل المريض إلى مستشفى للطب النفسي ، وهل هنالك أعراض خطيرة كالأفكار الانتحارية قد تلوّح بإنهاء الحياة ولا يمكن السيطرة عليها داخل المستشفى العام ؟

وتبقى هذه الخطوات نقاطاً عملية مفيدة لما هو متاح في الواقع ، ويبقى في أذهاننا نحن المهتمين والمنتمين للجهاز الطبي نظرة استراتيجية مثالية ، تهدف إلى جعل الطب النفسي- الإرتباطي حقيقة روتينية نعمل بها في مستشفياتنا العامة ، لما فيه من مصلحة جلّى للمريض ولثقافة طبية نفسية ناضجة .

19 - الاكتئاب عند الأطفال والمراهقين

يصيب الاكتئاب طفلاً من كل 50 تحت سن 12 ، ويصيب مراهقاً من كل عشرين ، وقد يكون الاكتئاب في هذه الفئة العمرية من أي نوع سواء الاكتئاب كهجمة كبرى أو صغرى أو ضمن اضطراب المزاج أحادي أو ثنائي القطب وكذلك تكدر المزاج ، وكثيراً ما يعاني الأطفال والمراهقون ولا يكترث أحد لمعاناتهم ، إذ تعدّ الأسرة هذه المظاهر غير مهمة وغالباً ما ينظر اليها أطباء الأسرة

وأطباء الأطفال على أنها مرحلة في النمو لا داعي للاكتراث لها ، رغم أن الطفل وحتى بعض المراهقين قد لا يعبرون بكلمات واضحة عن مشاعر الاكتئاب ، ولكن دراستهم تتأثر وتكيفهم الإجتماعي وعلاقاتهم تتأثر وقد يتجهون إلى الانحراف السلوكي ، أو يتعاطون المؤثرات العقلية أو يحاولون الانتحار ، وقد يختلط الاكتئاب مع القلق والمرض العضوي كالسكري وغيره ، وهناك من الأعراض ما هو مشترك مع البالغين ولكن بعض الأعراض تخص الأطفال أو المراهقين دون الكبار . من الأعراض المشابهة للكبار : المزاج الحزين والمضطرب ، وفقدان المتعة في الهوايات ، وتغير الشهية ، والوزن ، والنوم ، والكسل ، والخمول ، والتهيج ، والشعور بعدم جدوى الحياة وتأنيب الضمير ، والصعوبة في التركيز ، وتكرار أفكار الانتحار . وأما الأعراض الخاصة في الأطفال والمراهقين فهي :

* الشكوى من أعراض عضوية غير محددة مثل التعب ، والصداع، وآلام العضلات ، وآلام المعدة .
* التغيب عن المدرسة وضعف التحصيل .
* التفكير في الهرب من البيت والحديث عن ذلك ومحاولته .
* نوبات الصراخ والتذمر والشكوى والبكاء .
* الشكوى المتكررة من الملل .
* عدم الاهتمام باللعب مع الأصدقاء .

* استعمال المواد الطيارة والمؤثرات العقلية والكحول .

* العزلة الإجتماعية

* الخوف من الموت .

* الحساسية الشديدة للرفض أو الفشل .

* زيادة العدوانية والغضب والضجر .

* السلوك المستهتر .

* مشاكل في العلاقات .

ومن المهم جداً أن يتم تمييز الحالة بشكل مبكر قبل أن تؤثر على حياة الطفل فيمتنع عن الدراسة وينزوي ويتأخر عن ركب أقرانه. ونرى أن بين الأطفال دون الثانية عشرة يتساوى الأولاد والبنات في انتشار الاكتئاب ، ولكن بين المراهقين فإن النسبة تتغير لتصبح ضعف النسبة بين البنات عن الأولاد ، وكأن ذلك تمهيدٌ للنسبة بين الكبار والتي تصل إلى ثلاثة أضعاف بين النساء مقارنةً بالرجال .

ومن العوامل التي تزيد من حدوث الاكتئاب وجود تكرار للمرض الاكتئابي بين أفراد الأسرة ، والضغوط البيئية والأسرية والإجتماعية ، والتدخين ، وفقدان أحد الوالدين أو أشخاص مقربين ، وفشل العلاقات العاطفية ، ووجود اضطرابات سلوكية ، وفرط الحركة ، واضطرابات التعلم ، والأمراض العضوية المزمنة ، والاساءات بأشكالها المختلفة التي يكون قد تعرض لها الطفل ، ولا شك أن للكوارث والحروب واللجوء الإرغامي ، آثاراً سلبية على

صحة الأطفال والمراهقين النفسية .

كثيراً ما يلاحظ أن الآباء والأمهات يرتبكون في تحديد ما إذا كان الطفل مكتئب أم لا ، والحقيقة أن على الوالدين تقديم الملاحظات للطبيب ، وهو المؤهل للتشخيص ، ويمكن للوالدين أن يستعرضا الأوجه الخمسة التالية : -

1 - المشاعر : الحزن ، والفراغ ، واليأس ، وتأنيب الضمير ، وعدم الجدوى ، وعدم القيمة ، وعدم الاستمتاع بالأمور اليومية التي طالما كانت ممتعة .

2 - التفكير : ويشمل التركيز ، واتخاذ القرار ، وانهاء الواجبات المدرسية ، والمحافظة على المستوى الدراسي أم تدهوره .

3 - الشكاوى الجسدية : الصداع ، وألم البطن ، وآلام المفاصل والظهر ، والإرهاق ، واضطراب النوم ، وتغير الوزن بالزيادة والنقصان .

4 - السلوك : الاضطراب ، وعدم الرغبة بالذهاب إلى المدرسة ، والرغبة في الانزواء ، وصعوبة في التعامل مع الآخرين ، والتأخر عن الحصص ، والتخلي عن الرياضة والنشاطات والهوايات ، واستعمال مؤثرات عقلية .

5 - خطورة الانتحار : هل يتحدث الطفل عن الموت والانتحار ؟ وهل يتساءل فيما إذا كان ذلك محرماً ؟ وهل يتساءل عن ردة فعل الأهل فيما لو أقدم على ذلك ؟

ومن حيث العلاج ، فإنه لا بد من أن يستعمل العلاج النفسي والعائلي السلوكي والمعرفي ومضادات الاكتئاب المختلفة بإشراف الطبيب المختص ، وإذا تم التشخيص بسرعة ووضعت خطة العلاج ونفذت فإن التحسن سريـع . ومن حيث وقاية الطفل والمراهق الذي يعتقد أن لديه من الأسباب ما يجعله أكثر عرضة للاكتئاب ، فقـد أظهـرت أسـاليب التوعيـة والتـدريب وتحسين الحوار العائلي ، والانتباه لأي تغير بسرعة أثراً جيداً في التخفيف من حـدوث الاكتئاب بين الأطفال والمراهقين .

20 - الاكتئاب عند كبار السن

يزداد الاكتئاب عند كبار السن ، ويشكل أهـم الأمـراض النفسـية في الشيخوخة ، ويقدر انتشار الاكتئاب فوق سـن السـتين بمـا يزيد عـن الثلـث كأعراض اكتئابية ، في حين تصل نسبة المصابين بالاكتئاب كامـل الأعراض إلى 10% .

ولا بـد مـن الأخـذ بعـين الاهتمام أن في كبـار السـن ظروفـاً نفسـية وإجتماعية خاصة تتفاوت بـين الفـرد والآخر وبـين العائلـة والأخـرى ، كـما أن هناك تفاوتاً معروفاً وواضحاً بين دول وأخرى ، إضافةً إلى أن كبار السن غالباً ما يعانون من اضطرابات وأمراض عضوية مختلفة: كالسكري ، والضغط ، وأمراض القلب ، ويتناولون العديد من العقاقير .

كما أن فقدان المسن لشريك أو شريكة حياته له أثر سلبي كبير على التوازن النفسي ، وفي الحالات التي يكون فيها تصلب الشرايين ، وبعض الضعف في تروية الدماغ ، فإن هذا يساهم بشكل واضح في زيادة انتشار الاكتئاب . ولا شك بأن حدوث الاكتئاب عند كبار السن يؤثر بدوره على الأمراض العضوية التي يعانون منها، ويقلل من مقاومتهم للمرض وتحديهم له ، كما يقلل من تعاونهم في العلاج ، بالإضافة إلى أنه قد يزيد من حدة المرض .

يؤثر الاكتئاب في كبار السن عليهم (هم الكبار) وعلى من يقوم برعايتهم، كما أن معدلات الانتحار ترتفع بين كبار السن المكتئبين خصوصاً من تجاوزوا الخامسة والستين ، ولا بد من الأخذ بعين الاهتمام أن محاولات الانتحار البسيطة قد تكون قاتلة لعدم تحمل كبير السن جرعات زائدة أو نزف وغيرها ، فعلى الأغلب أن واحداً من كل ثمانية من البالغين ممن يحاولون الانتحار ينجح في محاولته ، في حين أنه بين كبار السن ، فإن كل محاولة من محاولتين تنجح ، ومن الملاحظ أيضاً أن كبار السن قد لا يفصحون ويعلنون عن نواياهم في الانتحار .

ومن الشائع أن لا ينتبه الأطباء للكآبة بأشكالها المختلفة بين كبار السن، وذلك أن الاكتئاب في أعراضه قد يتغير مع تقدم السن، فمن النادر أن يقول كبير السن: (إني مكتئب) ، وعلى الأغلب فإنه سيصف شكاوى جسدية غامضة ، ويشكو من الضعف وصعوبات

في النوم ، وقد يشكو من اضطراب في الذاكرة ، أو التوتر ، أو الأعصاب كما قد يسميها ، وتعدُّ المظاهر والشكاوى الجسدية هي المسيطرة في اكتئاب كبار السن مثل الآلام المختلفة ، والضعف ، واضطرابات الجهاز الهضمي، كما يلاحظ عليهم الاتكالية والاعتماد على الآخرين في كل شيء ، حتى أن البعض يوصف وكأنه قد عاد مثل الأطفال ، وغالباً ما يرفض كبار السن تشخيص الاكتئاب ، ويوافقون على أنهم غير سعداء أو محبطون نتيجة الظروف والمرض، وعدم العناية من قبل الأسرة بالشكل المناسب ، ويجب أن لا ننسى أن أدوية الضغط ، والمهدئات ، والكورتيزون، وبعض أدوية المعدة ، كفيلة وحدها أن تحدث الإكتئاب .

ويجب الاهتمام عند تقييم كبار السن بالتشابك والترابط بين الحالة الصحية الجسدية والأدوية ، والحالة النفسية والاجتماعية والظروف التي أثرت على كبير السن كالتقاعد ، ووفاة بعض الأصدقاء ، أو الزوج أو الزوجة ، وتقاعس الأبناء عن الاهتمام بكبير السن ، كما يجب مراعاة أن الفحوصات المخبرية والشعاعية قد تكون ضرورية في تقييم كبار السن .

كما أن هناك مشكلة في تجاوب كبار السن مع العلاج خصوصاً قبل ظهور مضادات الاكتئاب الحديثة ، إذ أن كبار السن لا يتحملون مضادات الاكتئاب ثلاثية الحلقات ، وقد تغير الوضع في السنوات الأخيرة مع ظهور أدوية حديثة ، ولكن ما زال الاكتئاب

عند كبار السن أصعب في التجاوب وقابلاً للإنتكاس ، وقد يتطلب أن يستمر كبار السن على مضادات الاكتئاب لفترات أطول مما يتطلبه من هم دون الستين من العمر . وهناك نسبة من كبار السن الذين يعانون من هجمات الكآبة الكبرى ، ويطورون أشكالاً من التوهم قد تكون توهماً اضطهادياً أو مراقياً ، أو توهمات العدم والفقر والذنب ، وبالتالي فقد يتطلب أن يتناول هؤلاء جرعات من الأدوية المضادة للذهان خصوصاً الأدوية الحديثة منها ، كما أنه في بعض الحالات قد يكون للمعالجة بالاختلاج الكهربائي دور وفعالية أكبر من الأدوية .

ولا بد من الإشارة إلى أن التقدم في العمر يترافق مع بعض مظاهر قلة الحركة ، والنشاط ، والاهتمام ، لكن غالباً ما يكون هذا في حدود بسيطة ، وعندما يصبح ظاهراً ومؤثراً على الفرد فلا بد من إعطاء هذه المظاهر أهمية ، فالملاحظات مثل فقدان الوزن ، أو الإنقطاع عن الصلاة ، أو التوقف عن متابعة الأخبار ، أو التوقف عن قراءة القرآن الكريم ، أو التوقف عن الاستمتاع في مداعبة الأطفال من الأحفاد ، ووضوح عدم التركيز ، وعدم الاكتراث ، وبالتالي تدني الذاكرة ، من الواجب أن تلفت نظر الأهل والطبيب المعالج إلى احتماليات وجود حالة من الاكتئاب ، وهناك من كبار السن من يكون سلوكه ومظهره وتغيراته شبيهة جداً بالخرف ، إذ أن النسيان وقلة التركيز يسيطر على الأعراض ، وبالتالي الإهمال في النظافة الشخصية والملبس والمأكل والمشرب ، والوصول إلى حالة

شبيهة بالخرف تسمى"الخرف الكاذب"، هذه الحالة قد يخطئ البعض في تصنيفها كخرف عضوي دون البحث في التفاصيل والأعراض والفروق بينها وبين الخرف الناتج عن تغيرات عضوية معروفة.

من المعروف أن حالات خرف الشيخوخة بأنواعها المختلفة قد تبدأ أيضاً بمظاهر اكتئابية ، ومزاجية بشكل عام ، أو سلوكية وذهانية ، إلا أنه غالباً ما يكون ظاهراً على مريض الإكتئاب الذي يأتي بصورة خرفٍ كاذب أنه منزعج من النسيان ، وأن نسيانه يتمشى مع مزاجه ، فهو في أسوأ أحواله عند الصباح المبكر ، وفي أحسنها مساءً ، وهذا لا ينطبق على الخرف الذي قد يكون في أسوأ حالاته مساءً ، كما أن الخرف الحقيقي غالباً ما لا يكون صاحبه مكترثاً لنسيانه ، بل وينكر أنه ينسى ـ وبالتالي فإن التدقيق في السيرة المرضية والفحص الجسدي والنفسي ـ يزداد أهمية في مثل هذه الحالات ، ويتطلب إجراء اختبارات نفسية مختلفة مقننة ، للتعرف على قدرات الفرد ومزاجه ، كما لا بد من إجراء صور دماغية طبقية أو صور الرنين المغناطيسي ـ لاستثناء الضمور الدماغي، ولكن في هذا أيضاً حيرة ، إذ أن هناك ضموراً متعارفاً عليه يظهر مع تقدم العمر، وفي حالات الخرف المبكرة قد لا يزداد الضمور عما هو مألوف ، ولكن مع تقدم حالة الخرف ، يصبح الضمور أكثر وضوحاً . أما في الاكتئاب فليس من المتوقع أن يكون هناك ضمور ، بما يزيد عن الضمور المتوافق مع العمر ، وحتى في متابعة الحالة بعد ستة أشهر أو سنة وتكرار الصور . وكثيراً ما

يكون الخيار هو البدء في معالجة الاكتئاب ، سواءً كان اكتئاباً ينذر بوجود حالة خرف مبكرة، أو اكتئاباً يشابه حالة الخرف المبكرة ، وفـي كلتا الحالتين لا بـد أن يتحسـن المريض وتظهر عليه آثار إيجابية، لكـن مريض الاكتئاب من الممكن أن يشفى تماماً وتعود له قدراته العقلية بصورة طبيعيـة ، أما مريض الخرف فإن تحسن مزاجه يكون ذا تأثير قليل على تحسـن الـذاكرة ، وقد تتضح معالم الخرف بشكل أوضح بعد زوال مظاهر الاكتئاب .

من الملاحظ في المجتمع العربي أنه حتى لـو طلب المسن المسـاعدة ورغب في رؤية طبيب نفسي ، فالتردد يكون من طـرف أبنائه وذويـه ، بحجة أن والدهم كان ذا مكانة مهمة وله تاريخ حافل بالعطـاء ، ولا يجـوز أن يكتئـب أو أن يعالج من الاكتئاب ، وهذا أمر مستهجن ، فالاكتئاب لا يختار من له مكانة ممن لم تكن له مكانة ، ولا يختار الغني مـن الفقير ، وقد يصيب أي إنسان كبيراً كان أم صغيراً .

كما أنه يلاحظ أن بعض كبار السن الذين يصلون إلى حالة متقدمة مـن الاكتئاب المصحوب بمشاكل صحية مثل مرض باركنسون ، والجلطات الدماغيـة المتكررة ، وضعف الأطـراف ، واضطراب الضغط ، والسكري ، فـإن الأهـل يقومون بتحويل البيت إلى مستشفى مصغر لرعايتـه بـه ، رافضين أي فكرة لـدخول كبير السن للمستشفى مهما وصل مـن الاكتئاب ، أو الـذهان ، أو الخرف. وقد أدى هذا التحفظ غير المنطقي إلى تزايـد الوفيـات ومحاولات الانتحار ، والتي تنجح بسهولة في مثل هؤلاء المرضى .

يتذرع البعض بأن كبير السن ليس عليه واجبات ولا وظيفة ولا عمل ، فما هي فائدة معالجة الاكتئاب طالما أنه سيموت عاجلاً أو آجلاً ، ونعتقد أن هذه قسوة مرفوضة ، إذ أن من حقوق الإنسان ، وحقوق المريض عموماً هو الحصول على العلاج حتى آخر لحظة من حياته ، طالما أن هذا العلاج قد أثبت نجاحه في التخفيف من مصاب المريض ومعاناته ، والسنوات المقبلة ستشهد تزايداً في مجتمع كبار السن ، مما يستدعي انتباهاً أكثر لمشاكلهم ومعاناتهم .

21 - الاكتئاب المتكرر

ظاهرة التكرار في الأمراض النفسية ليست بالظاهرة الغريبة أو الشاذة فكثير من هذه الأمراض يكون تكرارها متاحاً جداً . ومن المفيد التمييز بين الانتكاسة المرضية (Relapse) والتكرار المرضي (recurrence) ، فالأول يمثل ارتداداً إلى حالة نفسية أكثر صعوبة مما كانت عليه ، مع العلم أن المريض في حالة انتكاسه لا يكون قد تشافى تماماً من مرضه الأصيل . التكرار حالٌ آخر ، فالمريض يكون قد استشفى من مرضه الأصيل بشكل كامل ومرت عليه فترة عادت فيها حالته النفسية مستقرة وخاليةً من الأعراض ، ولهذا فإن التكرار يمثل عودةً لأعراضٍ مرضية للمرض السابق والتي من المفروض أن المريض تجاوزها واستشفى منها . الحالة الأولى الانتكاسة يحتاج فيها المريض علاجاً للتغطية والثبات (Maintenance therapy) ولمدة

زمنية يحددها الطبيب لمختلف الحالات ، ومن هنا جاءت فكرة الالتـزام بأخذ مضادات الاكتئاب لمدة الأشهر الستة آنفة الذكر ، وتأتي هـذه السُـنّة مـن باب عدم الانتكاس ، أما التكرار لنفس المرض عدة مرات فيحتاج إلى علاج وقائي (Prophylaxis Treatment) من أجل الحفاظ على استقرار المـريض ودرءاً لرجوع غير حميد لذات المريض .

الاكتئاب - كاضطراب - خاضع للانتكاس والتكرار . وقد يكون مـن المفيد التعرض لأشكال هذا التكرار والذي يأخذ صوراً مختلفة ، ولعلنا نصل إلى فهم أفضل لهذا الموضوع إذا نظرنا إلى الاكتئاب كاضطراب يقع ضـمن طيف ممتد على مستواه الأول تقع الشدة ، وعلى مستواه الثاني يقع تكرار الحصول لهذا المرض .

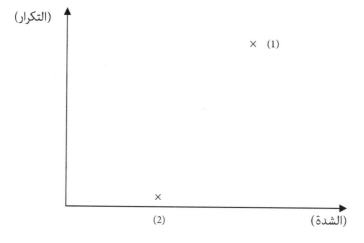

وإذا أخذت أي نقطة في هذين المستويين كان النتاج وصفاً مفيداً لحالة الاكتئاب التي يمر فيها المريض ، وللتأكيد فإن أي نقطة تقترحها متواجدة في مجتمع مرضى الاكتئاب ونشاهدها إكلينيكياً وإحصائياً .

وقياساً فإن نقطة (1) تمثل اضطراباً اكتئابياً شديداً ومتكرراً (Recurrent depressive disorder: severe type) وعلى نفس المنوال فإن نقطة (2) تمثل اضطراباً اكتئابياً خفيفاً غير متكرر أي لمرة واحدة (Depressive episode: mild type) .

ورجوعاً إلى تقسيم الأمراض الوجدانية بناءً على مسيرة المرض ، فإن الاكتئاب قد يكون منفرداً في الاضطراب الوجداني أحادي القطب (Unipolar) أو قد يكون جزءاً من الاضطراب الوجداني ثنائي القطب (Bipolar) ، وهذا الأخير مشهور بتراوحه بين الإستشفاء والعودة إلى الأعراض أي التكرار سواءً للاكتئاب أو الزهو ، فهو إذن اضطراب موسوم بصفة التكرار . والاضطراب الوجداني أحادي القطب لا يحمل نفس السمة فيما يتعلق بالاكتئاب ، لكن الواقع الاحصائي يفيد أن نصف المرضى المصابين بالاكتئاب للمرة الأولى واستشفوا منه ، يتعرضون لعودة ثانية على الأقل خلال السنة الأولى من الإصابة بالاكتئاب للمرة الأولى ، وتزيد النسبة لتصل حوالي 75% خلال السنة الثانية ، نتحدث هنا عن المسير الطبيعي للمرض دون اللجوء إلى العلاج الوقائي .

قد يترافق الاكتئاب مع ظروف طبية خاصة ويأخذ صفة التكرار مع تكرار الظرف الطبي ، وتكون أوضح صور هذا الترابط ذلك الذي يربط الاكتئاب بفترة النفاس (Puerperal depression) ، إن النسبة المعروفة لإصابة النساء الوالدات لمواليد جدد بالاكتئاب (10%) ترتفع بعد الإصابة الأولى ، ونرى في بعضهن اكتئاباً يمكن التنبؤ به ورصده في الأسبوعين الأولين من الولادة ويستمر لفترة لا تتجاوز الشهر غالباً ، وتشفى حتى بدون علاج وبشكل تلقائي ، ما عدا نسبة بسيطة قد يستمر الاكتئاب فيها طويلاً مستلزماً تدخلاً طبياً مناسباً .

الاكتئاب الموسمي كذلك يأخذ صفة التكرار ويرتبط ارتباطاً موسمياً ، حيث يمثل فصل الشتاء مرتعه الخصب الذي فيه يكون ويتكرر .

والصورة الأوضح للاكتئاب المتكرر تلك الموصوفة تحت تسمية الاكتئاب المتكرر قصير المدى (Recurrent brief depression) . ورغم عدم ورودها تحديداً في التقسيمات العالمية للأمراض النفسية، إلا أنها من أكثر الاضطرابات الاكتئابية مشاهدةً في العيادات النفسية ، حيث تمثل في بعض الاحصائيات حوالي 5% إنتشاراً في المجتمع . وهذا النوع من الاكتئاب يأخذ نفس المواصفات الكافية لتشخيص الاكتئاب من المزاج المنخفض ، والاضطرابات البيولوجية والأعراض السلوكية والمعرفية ، ولكن الوقت اللازم لتشخيص الاكتئاب والمحدد بوجود الأعراض بشكل دائم ولمدة أسبوعين على

الأقل نجدها غير متوافرة هنا ، حيث تستمر الأعراض لعدة أيام فقط، وتنجلي حدتها وتغيب فترة من الزمن لتعود بعد ذلك ولمدة وجيزة . ورغم ما يبدو ظاهرياً أنها أفضل مسيراً من الاكتئاب الكبير لقصر مدة الاضطراب ، إلا أن التكرار الشديد لها يشوش هذه النظرة المريحة ، حيث يتكرر الاضطراب في بعض المرضى ليصل عدة مرات في الشهر ، إضافة إلى أن مثل هذا النوع من الاكتئاب يحمل خطورة انتحارية عالية ويضع على عاتق المعالج أهمية المتابعة الاستباقية (العلاج الوقائي) حفاظاً على استقرار المريض وتقليص التكرار . يستجيب الاكتئاب المتكرر قصير المدى على مضادات الاكتئاب وعلى العلاج الضوئي (Phototherapy) كاستجابة نظيره الآخر الاكتئاب الموسمي .

الاكتئاب المتكرر بأشكاله المختلفة نجده مسبوقاً أو مترافقاً مع بعض الظروف الاجتماعية والاقتصادية والعائلية أحياناً . وكثيراً ما نرى مرضى لا يصيبهم التكرار للاكتئاب إلا ضمن ظروف وأحداث معينة ، بينما تستقر أحوالهم تماماً مع مسيرة حياة مستقرة اجتماعياً واقتصادياً . وهذا إن أكّد شيئاً فإنما يؤكد النظرة الكلية للإنسان وأهمية التفاعل بين الظرف الواقع على الشخص وبين عطل الناقلات العصبية الكيماوية واضطرابها ، وأثر الاثنين في تكوين الاستجابات العاطفية والنفسية .

لقد وجد أن أحداث الحياة العصبية أو المفاجئة أو المغيرة لما كان عليه الإنسان ، تساهم في حصول الاكتئاب سواءً في بداية

المرض أو في الصورة المرضية المتكررة . وربما تحمل هذه النقطة حواراً يتعلق من قد استبق الآخر وسببه ، بمعنى هل الظرف الجديد هو ما رسّب الاكتئاب أم أن الاكتئاب قد ساهم في تكوين وصناعة هذا الظرف ، ومثاله : ذلك الذي قد فصل من عمله فربما يكون الفصل من العمل ضاغطاً باتجاه ترسيب الاكتئاب ، وبالعكس فإن الأعراض الاكتئابية مثل قلة الهمة والتراجع النفسي الحركي واضطراب النوم والشهية والأفكار الحزينة وغير الدافعة للعمل ، قد شكلت أداءً وظيفياً متواضعاً لدى ذلك الشخص مما اضطر أصحاب العمل إلى التصرف بالفصل .

تـري بعـض الدراسـات الاجتماعيـة أن الـدعم الاجتماعـي والأسرة المتماسكة ، تمثل حماية ضد التكرار لحصول الاكتئاب بينما يمثل عكس هذه الصورة مدعاة لاكتئاب متكرر وطويل المدى .

وكما هو معروف في الأمراض النفسية الأخرى كالفصـام ، تظهر زيادة التعبير العاطفي لـدى عوائـل المـرضى وأزواجهـم   (High expressed emotion = High EE) عاملاً لا يمكن تجاهله في ترسيب الاكتئاب وتكراره مـراراً ، وإن كـان أثر هذا العامل أقل وضوحاً منه في الفصام العقلي . إن التعبير العاطفي الزائد يتمثل بالتعليق والانتقاد لتصرفات المكتئب وتباطئه وقلة همته وتـدني نشـاطه بـل إن بعـض الأهالي قـد يصلون إلى درجـة إظهار الكـره والعدوانيـة باتجاه مريضهم محملين بحرصهم عليه ، وهو حرص مضر

وغير مفيد على جميع الأحوال ، إن التعبير العاطفي يجب أن يحمل معاني الدفء وإن يتغلف بالحب والدعم والمساندة للمريض لا انتقاده وتجريحه .

إذا كنا قد أكدنا على فترة (الستة أشهر) في علاج الموجة الاكتئابية الواحدة (Depressive Episode) منعاً لوقوع الإنتكاس ، فإننا نتحدث عن أهمية الالتزام بالعلاج لمدةٍ طويلة المدى قد تصل إلى سنين في حالة الاكتئاب المتكرر . ويبادرنا العديدُ من المرضى وأهاليهم بكيل من النقد والإلحاح بهدف وقف العلاج رغم تأكيدنا للهدف الوقائي من إبقاء العقار . وإذا اضطر الطبيب النفسي إلى إيقاف العلاج بناءً على الضغط والطلب المتزايد ، وتمت الانتكاسة والتي قد نجد صعوبةً في الخروج منها ، وما قد يجر من متاعب ومعاناة للمريض وإنتاجيته ونوعية حياته وربما حياته نفسها ، فعلى من تقع المسؤولية الطبية والأخلاقية والإنسانية ؟؟ إنه وضع مشابه تماماً لاقتراف وقف الأنسولين عن مريض يعاني من السكري المعتمد على الأنسولين ، وإن شئنا التطرف فهو أيضاً مشابه لإزالة جهاز التنفس الصناعي عن مريض يحتاجه لوقت معين على أمل أن يستطيع التنفس دون مساعدة بعد ذلك ، ايقاف العلاج في غير الوقت المناسب هي فعلة تحمل صفة إجرامية .

22 - علاج الاكتئاب

إذا ما قدرنا أن حدوث الاكتئاب يقع بفعل مجموعتين من العوامل تعملان منفصلتين أو متضافرتين أو متداخلتين ، تتعلق إحداهما بتكوين الشخص الجيني والعضوي وكيمياء الجهاز العصبي ، فيما تتعلق الأخرى ببناء بيئته ، فإن علاج الاكتئاب يقع أيضا ضمن منظومتي عمل ، قد تستعملان منفصلتين أو متضافرتين تتعلق أولاهما بتعديل أي خلل كيماوي في الناقلات العصبية ، فيما تسعى الأخرى لتعديل سلوك الإنسان وفهمه لنفسه وظروفه وتحسين طرائق تفكيره . وقد أثبتت العديد من الدراسات أن افضل النتائج إنما تأتي من تضافر الطريقتين .

وبناء على ما تقدم يمكن تقسيم علاج الاكتئاب إلى قسمين رئيسين :

أولاً: العلاج الفيزيائي وينقسم إلى قسمين: -

1) العلاج بالعقاقير ويشمل ذلك الأدوية والأعشاب ومشتقاتها .

2) العلاج بالاختلاج الكهربائي .

ثانياً: العلاج النفسي ويشتمل على عدة أساليب تستند كل منها الى نظرية خاصة في تفسير السلوك الإنساني وبالتالي تفسير الاكتئاب ، ولعل أهمها :-

1) العلاج السلوكي.

2) العلاج المعرفي.

3) العلاج التحليلي.

وسنقوم فيما يلي من صفحات ببحث مختلف العلاجات بشيء من التفصيل .

أولاً العلاج الفيزيائي : -

1) العقاقير : يستند إستعمال العقاقير لعلاج الاكتئاب ، إلى النظرية القائلة أن سبب الاكتئاب يكمن في اضطراب الناقلات العصبية في الدماغ وتحديداً أحادية الأمين بأقسامها الثلاث :

السيريتونين SERITONIN

النورأدرينالين NORADRENALINE

الدوبامين DOPAMINE

وترى هذه النظرية أن الاكتئاب إنما ينجم عن نقص هذه الناقلات في مراكز السيطرة على المزاج في الدماغ. وأن الأدوية بالتالي تهدف إلى زيادة توفرها في المشابك العصبية ، ولعل الطريف بالأمر أن إستعمال الأدوية قاد إلى سلسلة من الأبحاث أوصلتنا إلى تلك النظرية وليس العكس ، حيث لفت التحسن الحاصل في مزاج مرضى التدرن "السل" المعالجين بواسطة عقار الـ INH النظر إلى دور أحاديات الأمين في الاكتئاب ، وشكّل بداية الفتح العلمي في هذا الموضوع وأدى إلى اكتشاف أولى المجموعات الدوائية لعلاج الاكتئاب،

ومع تقدم البحث العلمي ازدادت معرفتنا بالناقلات والمشابك العصبية تفصيلاً وتعقيداً ، وتجاوزت العلاقة بين الموصلات والاكتئاب مجرد العلاقة الجبرية البسيطة (نقص = اكتئاب) إلى آفاق أكثر دقة وتعقيداً وتفصيلاً . واليوم يتوافر لدى الأطباء ترسانة هائلة من الأدوية المضادة للاكتئاب ANTIDEPRESSANTS تفيد في التعاطي مع معظم الحالات والأعراض المتباينة وتعمل على مسارات مختلفة وفيما يلي أهم تلك المجموعات .

1. مجموعة المركبات ثلاثية الحلقات (TRICYCLIC) : -

وهذه المجموعة أقدم المجموعات وأوسعها انتشاراً ، وتشمل عدداً من العقاقير منها :

Amitriptyline , Imipramine , Clomipramine والمعروفة تجارياً (Anafranil , Tofranil, Saroten) على الترتيب.

وتتميز هذه المجموعة بفعاليتها ضد أشكال الاكتئاب المختلفة، وعلى الأغلب فإن عناصر هذه المجموعة لها نفس الفاعلية . وما الفروق بينها إلا من حيث مدى الآثار الجانبية ولعل هذا في بعض الأحيان يسهم بالتنوع العلاجي ، ويوسع دائرة الخيارات المتاحة ، وفي معظمها فان هذه المجموعة تتسم ببطء العمل حيث لا تبدأ آثارها بالظهور قبل ثلاثة أسابيع من بداية الإستعمال ، ولذلك ينصح بالانتظار لما ينوف على هذه المدة (6 أسابيع) قبل إصدار الحكم على فعاليتها أو التفكير بتغييرها .

الأمر الآخر المشترك بين أفراد هذه المجموعة هـو الآثـار الجانبيـة لهـا ، وأهمها : جفاف الفم والحلق ، والنعاس ، والإمساك ، واضطراب تدفق التبـول ، والاحتباس البولي ، إضافة إلى اضطراب النبض ، وارتفاع ضـغط العـين ، والتـأثير السلبي على البروستات المتضخمة . ومن اللافت للنظر أن شدة هـذه الأعـراض تتفاوت من فرد لآخر وتظهر في معظمها قبل بدء الأثـر الإيجـابي للعـلاج ، مـما يدفع بالعديد من المرضى إلى عـدم الاسـتمرار بـالعلاج ، وتوقيفـه قبـل حصـول الإستفادة ، ولذلك فإن توضيح هذا الأمر للمريض يُعدُّ حيوياً لإدامـة الاسـتمرار على العلاج وجزءاً من الممارسة الجيدة .

2. المركبات المثبطة لأكسيد أحادي الأمين

Monoamine Oxidase Inhibitors (M A O I)

تعمل هذه الأدويـة عـلى زيـادة أحاديـات الأمـين ، وذلـك عـبر تثبـيط الأنزيم المبطل لفاعليتها في المشـابك العصـبية ، و قـد تراجـع إسـتخدام هـذه الأدوية كثيراً بسبب الأعراض الجانبية الهامة لها ، ذلك أن تثبيط الأنزيم بفعلها هو عملية غير مرتجعـة (IRREVERSABLE) ، وتـؤدي إلى التفاعـل السـلبي مـع الأطعمة المحتوية على مكونات أحاديـات الأمـين مثـل التـايرامين (TYRAMIN) محدثةً آثاراً هامة متعلقة بارتفاع متسارع لضغط الدم وعدم استقرار عصـبي ، ونظراً لخطورة هذا التفاعل واشتمال العديد من الأطعمة على مـادة التـايرامين مثل الأجبان ومشتقاتها وبعض اللحوم الحمراء،

والفول الأخضر... فإن مستعمل هذه الأدوية بحاجة إلى التـزود بقائمـة ممنوعات طيلة فترة العلاج ، وهو ما قلل من استعمال هذه الأدوية وهي الآن بالكاد موجودة في العديد من الدول .

مؤخـراً تم تصنيع مثبط للأنزيم مسـترجع الفعل (Reversible)، مـما يحـد من تفاعل الجبن أو التايرامين (Cheese Reaction) ، وفي الأسواق الآن دواء واحـد مـن هـذه المجموعـة المسـماة (R.I.M.A) هـو (Meclobamid) (مكلوبامايـد) أو تجارياً يعرف بإسم (Aurorix) ويستعمل في حالات الكآبة المترافقة مع القلـق ومع الخوف الاجتماعي بشكل خاص .

3. مثبطات استرجاع السيريتونين الإنتقائية SSRIs : -

وهي المجموعة الأحدث ، وتعمل عـبر منع اسـترجاع السـيريتونين مـن المشبك العصبي ، وبالتالي زيادة توفره كموصل أو ناقل عصبي ، و تتميـز هـذه المجموعة بأنها تعمل على موصل عصبي واحد على وجه التخصيص ، وبالتـالي فإن مدى الأعراض الجانبية المتسبب بها أضيق نسبياً ، ولذا فإنها تلقى قبـولاً وتحملاً أكثر لدى المرضى . وفي الوقت الحالي فـإن هـذه المجموعـة هـي الأكبر والأوسـع انتشـاراً ، وهـي في نمـو وتزايـد مضطرد وتعـدّ الآن حجـر الزاويـة في مضادات الإكتئاب ، وأدوية الخط الأول في التعامل معه . وكمـا الحـال بالنسبة للأدويـة ثلاثيـة الحلقـات فـإن أدويـة هـذه المجموعـة تتسـاوى في الفعاليـة (Efficacy) ، وتتمايز في مدى الأعراض الجانبية المقبولة .

وتحوي هذه المجموعة عدداً من الأدوية أهمها : -

(أ) فلوكستين (FLUOXETINE)

وهو الدواء الشهير بـِ PROZAC ، ويتميز هذا الدواء بخاصيته المنشطة ، وطول مدة فاعليته مما يسمح بمدى واسع لاستعماله من أربع كبسولات يومياً إلى كبسولة كل أربعة أيام أو أسبوع . وعلى عكس باقي مضادات الاكتئاب فإنه لا يتسبب بزيادة الوزن أو فتح الشهية .

ويفيد في علاج العديد من حالات الاكتئاب ، وبالذات تلك المتميزة بالخمول وبوجود الأعراض الوسواسية . كما ويتراكم لدى الهيئات الطبية كم وافر من المعلومات والخبرة المتراكمة في كافة مناحي عمل هذا الدواء .

(ب) باروكستين (PAROXETINE)

وهو الدواء المعروف تجاريا بـِ SEROXAT أو PAXIL ويتميز هذا الدواء ، بخاصيته المهدئة مما يجعله مفيداً على نحو كبير في علاج الحالات المترافقة مع القلق والتوتر ، كما أنه مفيد في علاج الحالات المترافقة مع وجود اضطراب الوسواس القهري وقد ثبت حديثاً أن هذا الدواء آمن للاستعمال من قبل النساء المرضعات ، ولهذا العقار فعل خاص في الرهاب الاجتماعي.

(ج) فلوفاكسامين (FLOVAXAMINE)

وهو المشهور تجارياً بـِ FAVERIN وهو أقدم أفراد هذه

العائلة ، ويتميز بحياديته تجاه دورة النشاط والنوم ، وبمحدودية تأثيره السلبي على الأداء الجنسي ـ في حين يؤثر بقية أفراد المجموعة سلباً على النشاط الجنسي ـ وبالذات لجهة تأخير القذف أو تأخر النشوة الجنسية ANORGASMIA. وقد أجريت بعض الدراسات الناجحة لاستخدام هذا العلاج في بعض الحالات المترافقة مع إساءة استخدام المواد مثل الإدمان على الكحول أو المهدئات ، وكان له أثر في تخفيف اشتهاء تلك المواد .

(د) سيرترالين (SERTRALINE)

وهو المعروف ب ZOLOFT أو LUSTRAL وقد حصل هذا العلاج مؤخراً على ترخيص لاستعماله في حالات اضطراب عقبى الكرب (POSTTRAUMATIC STRESS DISORDER) إضافة إلى نجاح استخدامه في علاج الإكتئاب . ويتميز بقلة التداخل العلاجي مع العلاجات الأخرى ولذا ينصح باستعماله لكبار السن والمستخدمين لعقاقير أخرى للضغط والسكري والقلب... الخ .

(هـ) سيتالوبرام (CITALOPRAM) : -

ويتميز بسهولة الاستخدام وقلة أعراضه الجانبية ويعرف تجارياً باسم (CIPRAM) .

4) مجموعات أخرى حديثة العهد نذكر منها : -

(أ) مثبطات استرجاع السيروتنين والنورأديتالين (SNRI)

ومنها الدواء المعروف بـ Venlafaxine أوEffexor تجارياً

ويعتقد أن هذا الدواء يدخل حيز الفعل بزمن قصير نسبياً ، وبالذات على الجرعات العالية ، ولذلك قد يفيد في الحالة الحادة التي تستلزم مداخلة سريعة .

(ب) مضادات اكتئاب متخصصة على السيروتنين وعلى النورأدرينالين (NassA)

ومنها الدواء المسمى Mirtaxepine أو Remeron تجارياً ويعتقد أنه يؤثر فقط على مستقبلات محددة في المشابك العصبية بما يقلل الآثار الجانبية ، وتحديداً منها المتعلقة بالجنس كما يفيد هذا الدواء في التعامل مع الحالات التي يكون الأرق فيها هو العرض الغالب .

(ج) مثبطات ومعاكسات السيروتنين (SARIs) ومنها النيفازودون والترازدون Trazodone & Nefazodone

هذه الأدوية تفيد قي الحالات التي يكون فيها ضعف الأداء الجنسي- هو العرض الغالب في الاكتئاب ، كما أنها تفيد في علاج حالات القلق المرافقة . أحد هذه الأدوية الموجودة في الأردن هو Nefazodone المعروف تجارياً بـ Serozone .

(د) بوبروبيون (Bupropion)

ويكتسب هذا العقار شهرته مما ينسب إليه من أثر إيجابي على النواحي الجنسية و ما قيل حديثاً عن دوره في المساعدة في الامتناع عن التدخين .

(هـ) مضادات اكتئاب أخرى متعددة الآليـات في العمـل ومنهـا مـابروتيلين (Maprotoline) والمعرف تجارياً بإسم (Lndiomil)

ويعمل على النورأدينالين ، وفيه خاصة مهدئة تساعد في حـالات القلق المصاحب للاكتئـاب ، وهـو فعـال في تحسـن النـوم والشـهية للطعـام ويعطى بالوريد في الحالات التي تتطلب سرعة في المعالجة وضعف تعاون المريض علماً أنه العلاج الوحيد المتوفر في بلادنا والذي يعطى عن طريق الزرق الوريدي .

كما تشـمل عـلى عقـار تيـانبتين (Tianeptine) والمعـروف تجارياً باسم (Stablon) ، والذي له تأثير خاص على القلق ويعمل عـلى السـيروتونين بطريقـة معاكسة لباقي الأدوية .

5) الأدوية المضافة Augmentation therapy

وتستعمل هذه في الحالات المستعصية والتي لم تستجب للعلاج ونـذكر منها :-

أ)   أملاح الليثيوم : وهذه تضاف في بعض الحالات الصعبة ، وكذلك تلك التـي تكون ضمن اضطراب المزاج ثنـائي القطب (Bipolar affective disorder) حيث يخشى من انقلاب حالة الاكتئاب إلى زهو.

ب) الأدوية المسـتعملة في عـلاج الصرـع (Antiepileptic Drugs) : وتسـتعمل لتدعيم عمل الأدوية المضادة للاكتئاب اضافة لعملها كمثبتات مزاج .

ج) هرمون الثايروكسين (Thyroxine) : حيث أثبتت الدراسات دوره الفعـال في تدعيم عمل مضادات الاكتئاب ، ويعتقد الآن على نطاق واسع أن الغـدة الدرقية لها دور ما فيما يتعلـق بالاكتئاب إلا أن هـذا الـدور بحاجة إلى المزيد من الدرس والاستجلاء .

د) مضادات الذهان (Antipsychotics) : وهذه تستعمل في العادة في الاكتئاب الذهاني ، حيث تطغى الهلاوس والأوهام على الصـورة المرضية . وحـديثاً أثبتت بعـض الدراسـات أن لمضـادات الـذهان غـير النموذجيـة(Atypical Antipsychotics) مثـل (Respirdal & Solian & Zyprexa) فعـلاً مضـاداً للاكتئاب وذلك إذا ما استعملت بجرعات خفيفـة ، وتستعمل مضادات الذهان بجرعات خفيفة للقلق والتهيج .

وعلى أية حال فان مجال الأدوية والمؤثرات النفسية هـو مـن المجالات شديدة الحيوية ، و تعدّ منطقة بحث ناشطة جـدًا وتنبئ بمزيـد مـن التطـور والتقدم .

وفي ختام هذه الجولة السريعة مع مضادات الاكتئاب ، لا بـد لنـا مـن التأكيد وإعادة التأكيد أكثر من مرة على جملة من النقاط الحيوية وهي : -

(1) إن مضادات الاكتئاب أدوية فعالة وناجعة وتصل نسبة نجاحهـا في علاج الاكتئاب إلى أكثر من 75% .

(2) الأثر الإيجابي لهذه الأدوية لا يظهر فوراً ، ويحتاج لفترة لا تقل عن 3 أسابيع حتى تبدأ العمل ، ولا تحدث أثرها وفعاليتها الكاملة بأقل من 4 - 6 أسابيع .

(3) لجميع هذه الأدوية آثاراً جانبية تظهر في الغالب قبل الآثار الإيجابية وهو ما قد يدفع المريض إلى التوقف عن العلاج . ولذلك يجب التنبيه المسبق لهذه الآثار والتوضيح بأنها عابرة ولا تستوجب وقف العلاج.

(4) هذه الأدوية لا تسبب الإدمان ، حتى لو طال استعمالها ، فطول الاستعمال لا يعني الإدمان .

(5) لحصول الفائدة المرجوة فإن المريض بحاجة للمداومة على العلاج لفترة لا تقل عن ستة أشهر بعد التحسن ، ويجب أن ينصح المريض بعدم التوقف عن العلاج حتى في حال الإحساس بالتحسن قبل مرور هذه الفترة وذلك درءاً للانتكاس .

(6) في حال تكرر الموجات الاكتئابية ينصح المريض بالمداومة على العلاج فترة طويلة وبنفس الجرعات ذلك أن الجرعة التي تحدث التحسن هي التي تديم التحسن على الأغلب .

(7) هناك مرحلتان حرجتان قد تؤثران سلباً على العملية العلاجية (الأولى) في البداية حيث يتوقف المريض عن تناول العلاج ظناً منه أنه غير مفيد أو لعدم تحمل الآثار الجانبية و(الثانية) بعد حدوث التحسن حيث قد يعتقد أن لا لزوم للاستمرار بالعلاج .

العلاج بالاختلاج الكهربائي

أدخل العلاج بالاختلاج الكهربائي للأمراض النفسية في ثلاثينات القرن الماضي ، وقد بنيت البدايات على فهم خاطئ من أن الفصام والصرع لا يلتقيان ، وأول من استخدم التيار الكهربائي عبر الدماغ بشكل منتظم لإحداث الصدمة أو النوبة الصرعية ، كان الإيطاليان سيرليتي وبينه (CERLETTI & BINI) عام 1939، ومع الزمن تطورت تقنيات إستخدام هذه الطريقة ، وأدخل عليها استعمال التخدير الكامل ومرخيات العضلات مما قلل من الآثار السلبية المرافقة لاستخدامه.

وعلى الرغم مما أحاط استعمال هذه الطريقة من مفاهيم خاطئة حول خطورتها وقسوتها ، " حيث صورت في كثير من الأدبيات والأفلام على أنها عملية تعذيب"، إلا أنها تبقى من أنجع الطرق لعلاج الاكتئاب الحاد ، ومن أكثرها أمناً ، وقد أثبتت العديد من الدراسات أنها أكثر نجاعةً وسرعة في إحداث التحسن من مضادات الاكتئاب ثلاثية الحلقات (Tricyclic) وكذلك مثبطات الأنزيم ماو (MAOI).

وأهم الآثار الجانبية لهذه الطريقة اضطراب الذاكرة والتشوش ، وكذلك تلك المتعلقة بأخطار التخدير ، ولا يوجد موانع إستعمال مطلقة لهذه الطريقة بل إن قرار كل حالة يؤخذ على حده .

ويمكن عمل الجلسات العلاجية بمعدل (2-3) جلسات أسبوعياً ، وقد يبدأ التحسن بالظهور بحلول الجلسة الثالثة ويتعزز مع الوقت ، وقد يستلزم العلاج من ستة إلى إثنتي عشر جلسة .

ولعل أفضل نجاح تحققه هـذه الطريقـة ، يكون في الحالات الحـادة والمهددة بالانتحار والحالات النفسية المترافقة مع التباطؤ النفسي- الحركي أو الذهول ، وكذلك تلك المترافقة مع الأعراض الذهانية ، وقد لوحظ في العقد الأخير أن تطور مضادات الاكتئاب الهائل قد قلل من استعمال العلاج الكهربائي .

العلاج النفسي

إذا كان الدماغ البشري يتكون من مليارات الخلايا العصبية والأعصاب المتشابكة عبر عدد مضاعف من المشابك العصبية ، وعدد هـذه الخلايا محـدد بطبيعـة الشـخص الفسيولوجية وبنيتـه الوراثيـة ، فـإن طبيعـة التشـابكات والصلات العصبية تتحدد بتجارب الشخص وتفاعله مع البيئة المحيطة ، ولذلك فإن طريقة حياتنا وكيفية ادراكنا للتجارب وتفاعلنا معها تسهم أيضاً في تكوين أدمغتنا وقد ترسم معالم تعاملنا وادراكنا وبالتالي سلوكنا المستقبلي .

ولعل هذا هو التفسير العلمي لاستجابة بعض الأمراض للعلاج النفسي- حتى وإن كانت نشأتها بسبب أو مترافقةً معـه اضطراب عضوي في النـاقلات العصبية الدماغية .

تتنوع مدارس العلاج النفسي بتنوع مدارس علم النفس

وتستند كل طريقة علاجية الى مدرسة نفسية لها تفسيرها الخاص للسلوك البشري ولكيفية نشوء الأمراض النفسية وبالتالي كيفية علاجها .

ومن أهم المدارس: -

1- مدرسة التحليل النفسي :

مؤسس هذه المدرسة سيجموند فرويد طبيب الأعصاب ، أحد أشهر وأهم الشخصيات في علم النفس والطب النفسي- على مر العصور . تبحث النظرية التحليلية عن جذور المرض النفسي في أعماق الماضي ، وفي مراحل تكوّن شخصية الفرد المبكرة ، وفيما يتعلق بالاكتئاب تحديداً فإن النظرية التحليلية تراه استعادةً لتجربة قديمة في اللاوعي ، ويركز العلاج على إعادة الإدراك الواعي لذلك. وفي واقع الحال لم يثبت علمياً أو عملياً صحة هذه النظرية ، كما لم يثبت استعمالها العلاجي نجاعة أو فاعلية أكثر من العلاجات النفسية الأخرى قصيرة المدى ، وإلى ذلك ساهم طول المدة الزمنية والاستنزاف الكبير للجهد والوقت والكلفة العالية في تقليل الاهتمام والعمل بهذه المدرسة .

2 - المدرسة السلوكية (Behavioral Therapy) -:

على النقيض من مدرسة التحليل النفسي ، لا تعترف ولا تعنى المدرسة السلوكية إلا بتقييم السلوك البادي للعيان ، وتراه

محصلة لعملية تعلم مستمر تتم عبر احتكاك الشخص بالبيئة ، وفيما يتعلق بالاكتئاب تراه هذه المدرسة كمحصلة لتجارب الفشل الموروثة للقنوط والإحباط ، ولعل أوضح مثال على ذلك تجربة سليجمان (Seligman) على الكلاب ، ونظرية التقاعس المتعلم (Learned Helplessness) المستقاة منها .

وعلاجياً ترى هذه المدرسة أن عكس عملية التعلم باستعمال الأفعال المعززة لنفسها إيجابياً ، سيؤدي بالنهاية إلى تعديل السلوك الاكتئابي وبالتالي إلى تحسن الاكتئاب.

ويبدو أن هذه المدرسة قد حققت نجاحها الأهم في مجال أمراض القلق ، وتحديداً في حالات الفزع والمخاوف المرضية ، وفيما يتعلق بالاكتئاب فإن النتائج تكون أفضل حينما يترافق استعمال التقنيات السلوكية قي سياق العلاج المعرفي .

3- المدرسة المعرفية أو العلاج المعرفي (Cognitive Therapy) :-

هذه المدرسة هي أحدث المدارس الثلاث وربما أنجعها في علاج الإكتئاب ، وتنطلق هذه المدرسة من أن الطريقة التي ننظر بها إلى العالم ونفكر بها هي التي تحدد سلوكنا ومواقفنا وعواطفنا ، وترى بالتالي أن العلاج يكمن في تغيير طريقة التفكير .

وتسهب النظرية المعرفية في شرح اختلالات التفكير لكل من الأمراض المختلفة ، وفيما يتعلق بالاكتئاب ترى أنه ينجم عن فهم مخطوء للنفس وللبيئة المحيطة وللمستقبل حدده الطبيب

النفسي آرون بيك (Aron Beck) المنظر الرئيسي- لهذه المدرسة بمثلث الاكتئاب ، وبالمحصلة يمكن القول أن المكتئب من وجهة النظر المعرفية ينظر دوماً إلى النصف الفارغ من الكأس .

وتستهدف العملية العلاجية المعرفية إلى استجلاء الأفكار الاكتئابية ، ومناقشة صلاحيتها وصحتها وجدواها ، ومن ثم طرح البدائل المنطقية لهذه التصورات وصولاً لتغيير نمط تفكير الفرد المكتئب .

وعلى الأغلب فعلى المريض أن يحتفظ بمفكرة يسجل بها أفكاره ومشاعره في المواقف المختلفة ، بما يمكنه من التجرد منها نسبياً والوقوف تجاهها موقفاً محايداً تمهيداً لمناقشتها وتغييرها.

ويكون دور المعالج هنا مساعدة المريض على الوقوف موقفاً نقدياً من أفكاره ، وتطوير منطق تفكيره من المطلق إلى النسبي ، ومن العموميات إلى الأفكار المحددة ، ومن الأحادية إلى الاختيار بين عدة بدائل واخضاعها لمحك الواقع والتجربة العملية .

محصلة العلاج المعرفي ايجابية ونتائجه جيدة وتحديداً لجهة استقرار التحسن ومنع الانتكاس ، ويعطي العلاج أفضل النتائج عندما يترافق مع استعمال الدواء الملائم وبعض التقنيات السلوكية، إلا أن المريض المرشح للاستفادة من العلاج المعرفي ، يجب أن يكون على قدر من المعرفة والإدراك لأعراضه النفسية ومستعداً لفهم الاكتئاب على أنه عملية معرفية وعلى التعامل معه

على هـذا الأساس ، ونظراً للجهد الـذهني الـذي يسـتلزمه العـلاج مـن نقاش وحوار ، فإن الفائدة منه قد لا تتأتى في الحالات الحادة أو الشديدة حيث يكون المريض في أوج ضعف الإرادة وقلة القدرة على التركيز والتباطؤ الـذهني والحـركي ، وفي هـذه الحـالات فإنـه مـن الأفضـل الابتـداء بـالعلاج الـدوائي أو الاختلاج الكهربائي ، ومن ثم اضافة العلاج المعرفي والسـلوكي لتكـريس التحسـن ومنع الانتكـاس والتكرار .

23 - كلفة الاكتئاب

يعدُّ الإكتئاب من الأمراض عالية الكلفة ، حيـث يلقـي بوطأتـه الثقيلـة على كافة مناحي الحياة ، من اضطراب العمل إلى تـدهور الإنتاجيـة وتوقفهـا ، إلى خسارة الحيـاة نفسـها ، إضـافة إلى الكلفـة المبـاشرة للعلاجـات ، واسـتهلاك المرافق الصحية المكثف ، من ابتداء الشكوى لحين التوصل إلى التشخيص ومـن ثم العلاج ، ويزيد من ضخامة الكلفة الانتشار الواسع للمـرض (15-20% مـن عموم السكان) شاملاً مختلف الفئات العمرية .

وفي التقرير السنوي حول الصحة العقليـة للعـام 1999،قـدرت جمعيـة الجراحين الأمريكية فاتورة الاكتئـاب السـنوية في الولايـات المتحـدة بحـوالي 34 مليار دولار سنوياً . منوهة إلى أن ذلك لا يشمل احتساب الآلام والمعاناة وتدني نوعية حياة المريض والمرتبطين به .

وعادة ما يعد اكتئاب كبار السن أكثر كلفة من حيث الكلفة المباشرة لناحية استهلاك الدواء والمرافق الصحية ، والتداخل مع الأمراض الأخرى . في حين يعدّ اكتئاب الشباب أكثر كلفة من حيث الكلفة غير المباشرة من ناحية هبوط الإنتاجية وتدني مستويات الأداء المختلفة .

وحالياً تعدّ منظمة الصحة العالمية الاكتئاب ثاني أكبر مسبب للإعاقة بعد أمراض القلب ، وأكبر سبب للاعاقة يمكن منعه وتجنبه وعلاجه والشفاء منه .

24 - الوقاية من الاكتئاب

الوقاية من الاكتئاب وغيره من الاضطرابات النفسية لا بد من النظر إليها على ثلاث مستويات :-

(أ) الوقاية الأولية (Primary prevention)

وتعني العمل الجاد على عدم حصول الاكتئاب عند الناس بقدر ما يمكن ، وهذا ما يتطلب التعامل مع الأفراد المعرضين للإصابة أكثر من غيرهم من الناس العاديين ، ومن هؤلاء :-

* النساء بعد الولادة .

* كبار السن .

* أولئك المعانون من حسرة الحداد .

* آباء وأمهات الأطفال المعاقين .

* القائمون على رعاية كبار السن في الخرف الشديد والمتقدم .

* الأفراد القاطنون ضمن منظومة علاقات صعبة وغير سوية .

* المصابون بأمراض مزمنة أو قاتلة مثل مرض السرطان .

* ضحايا الكوارث والعنف والإساءة .

مثل هؤلاء الأفراد لا بد من التركيز عليهم ضمن برامج الرعاية الصحية الأولية ، بالتوعية من الاكتئاب ، والحديث عنه ، وإعطائهم فرصة للتعبير عـن معانـاتهم ، وتقـديم الـدعم النفسي والاجتماعـي ، وقـد يصل الأمـر في بعض الحالات من مرض السرطان إلى إعطاء بعض الأدوية المضادة للاكتئاب سلفاً .

كما أنه لا بد مـن توضيح العلاقات الشائكة للاكتئاب مـع الأمراض العضوية ، ومعاناة الطفولـة ، وآثـار الأدويـة المسـتعملة في كثير مـن الأمراض العضوية ، واهتمام بعض الإختصاصيين مثل أطبـاء الغـدد والسرطان في بـرامج الوقاية من الاكتئاب ، ومجموعات الدعم والتوعية لهذا المرض ، وهـذا يتطلب برامج منظمة يضعها الفريق الطبي النفسي وينفـذها الفريق مـع العاملين في الرعاية الصحية الأولية وبعض مراكز الخدمات الاجتماعية .

(ب) الوقاية الثانوية (Secondary Prevention)

وتعني القدرة على اكتشاف حالات الاكتئاب في وقت مبكر والبـدء في معالجتها قبل الوصول إلى درجة شديدة من المـرض ، ولمـا لهـذا مـن آثـار عـلى حياة الفرد والأسرة والمجتمع ، والاكتشاف المبكر للاكتئاب يتطلب عدة أمور :-

* زيادة وعي الجمهور لهذا المرض وتوضيح مظاهره .

* زيـادة قدرة الأطبـاء على اكتشاف المرض سواء في الرعايـة الصـحية الأوليـة أو المستشفيات العامة .

* تعزيز دور الطب النفسي في المستشفيات العامة .

* تعزيز مناهج تدريس وتدريب طلاب كليات الطب في الطب النفسي.

* زيادة وعي المرشـدين النفسـيين والعـاملين في الحقـول الاجتماعيـة ومراكـز المعاقين .

* استعمال بعض الاختبارات المقننة التي تسهل المسح الإكلينيكي لأكبر عـدد ممكن من الناس .

وفي هذا المجال يقول الكثير من الزملاء بأنهم يكتشفون المـرض ، ولكـن المريض يرفض المعالجة ويرفض التحويـل للطبيـب الاختصـاصي ، وهـذا واقعـي لكنه ليس مبرراً لعدم القيام بالواجب الملقى على عاتق العاملين بالمهن الصحية المختلفة ، وعادةً فإن التحدث إلى المريض بعض الوقت وتوضيح المرض وعلاجه يقنع

البعض ، ولا تكفي مجرد ورقة تحويل لطبيب نفسي- بإقناع المريض بأهمية العلاج ، علماً أن الطبيب العام والطبيب الاختصاصي في غير الطب النفسي- والمختصين في علم النفس بإمكانهم البدء بالمعالجة ، خصوصاً في الحالات البسيطة ، والطبيب الماهر لا يمل التكرار والاستعانة بأفراد العائلة أو بشيخ المسجد أو القسيس أو الأصدقاء والمعارف ، خصوصاً في الحالات الشديدة والتي يجب وصولها إلى الطبيب الاختصاصي ، وقد يكون أيضاً هناك حاجة إلى الدخول إلى المستشفى النفسي .

(ج) الوقاية الثلاثية (Tertiary Prevention)

وتعني أن أولئك المرضى الذين تحسنوا وخرجوا من حالة الاكتئاب لا بد من استكمالهم العلاج للفترة المقررة ، مهما كان نوع العلاج ، أما الانقطاع المبكر فهو سبب للعديد من الانتكاسات وتكرار الاكتئاب ووصوله أحياناً إلى درجة مستعصية وشديدة ، ناهيك عن أولئك الذين يعانون من الاكتئاب المتكرر والذين قد يحتاجون إلى علاج دائم ، أو اللواتي يعانين من اكتئاب النفاس ، ويوصيهن الطبيب بمراجعته في نهاية كل حمل لأخذ الاحتياطات اللازمة ، والغريب في هذا النوع من الوقاية أن المريض قد عانى ما عانى ، ووصل إلى مركز الإختصاص وأصبح متفهماً لمرضه ، ومع ذلك يأخذ على عاتقه المغامرة في ترك العلاج ، أو أنه يصل إلى الاكتئاب مرة أخرى بعد عدة سنوات وقد سبق وأن خبرهُ وعانى منه

سابقاً ، ومع ذلك يتأخر ويتردد في طلب العلاج من جديد ، ولا يخفى على أحد أن موضوع الوصمة الاجتماعية للمرض النفسي ، وضعف الوعي النفسي يلعبان الدور المعاكس لكل محاولات الوقاية.

25 - الاكتئاب والمهدئات

على الرغم من إفرادنا لموضوع الاكتئاب والادمان فصلاً مستقلاً لاحقاً في هذا الكتاب ، إلا أن أهمية علاقة الاكتئاب بالمهدئات تستحق إشارة مستقلة لأهميتها ، إن المهدئات تشمل عائلات علاجية ممتدة وما يهمنا هنا هي عائلة "البنزودیازبين" - (Benzodiazepine)- الشهيرة . وهذه العائلة اكتسبت شهرتها الكبيرة ، بسبب الإسراف في وصفها في وقت من الأوقات وسهولة الحصول عليها من الصيدليات . إضافة إلى أثرها المحبب بإزالة القلق والتوتر وتخفيفه بشكل سريع ومباشر مما يعطي آخذها تدعيماً إيجابياً أن استخدمها مرة أخرى وهكذا . ورغم أن مهمة الطب - والطب النفسي تحديداً - هي إعادة التوازن النفسي وإزالة الشعور السيئ لدى الشخص المريض والقلق أهمها لكن - سوء الحظ - يحتم علينا تجنب الاستخدام طويل المدى للعقاقير المهدئة . هذه العقاقير تحمل مع استخدامها خطورة الاعتماد والتعود وما هي إلا فترة زمنية بسيطة حتى يصبح الإدمان على المهدئات العلة الكبرى في حياة مستخدميها .

هذه العائلة تشمل أسماءً معروفةً للعديد من الناس وإليكم بعضها للتذكير ، وربما نلجأ إلى الأسماء التجارية بسبب تداولها على ألسنة العامة : -

الفـــاليوم (Valium) ، ليكســـوتانيل (Lexotanil) ، بــرازين أو زانكـــس (Prazin, Xanax)، ريفوتريـل (Rivotril) المعـروف شعبياً بالصليبا ، أتيفان أو لورانس (Ativan, Lorans)، ترانكسين (Tranxene) وغيرها الكثير الكثير .

الربط بين المهدئات والاكتئاب نشاهده مجبرين لا مخيرين في الممارسـة اليومية ، ويحمل معه تعقيدات اضافية تجهضُ نجاعة العلاج أو التشخيص أو كليهما معاً وإليكم الحالة التالية للتوضيح : -

رجل متزوج ، في الثلاثينات من العمر ، مثقفٌ ثقافة جامعيـة ويعمـل في مجال الدعاية والإعلان ، تتطور لديه أعراضٌ مختلفة كانخفاض المـزاج ، وإضطراب في النوم والشهية ، وضعف الرغبة الجنسية ، ويبدأ بتجنب الزبائن ويترافق نقاشه معهم بالعصبية وقلة الاحتمال وسهولة الاستثارة مما يـؤثر علـى عمله وحياته الاجتماعية ، ويصبح مهدداً بالتراجع في كل مجالات الحياة . وهو يعلم الاختلال الواقع عليه ويدرك أنه ليس فلاناً الذي كان وان حالتـه النفسـية مختلفة عمّا سبق . يستنصح صديقاً حميماً فيرشده حسـب معرفته وثقافتـه السابقة المحدودة ، إلى أن كثيرين قد مرّوا بـنفس الأعراض وانتهت مشـاكلهم بقرص "لكساتونيل"

"Lexatonil"، وأن هـذا المـدعو "لكسـاتونيل" هـو أهـم عـلاج لتعـديل المزاج وفك حالته الحزينة الاكتئابية تلك ، يذهب إلى الصيدلية ويطلب العلاج ويناوله الصيدلي إياه دون تردد أو نقاش ، وتبدأ النصيحة باعطاء النتائج ، ذلـك أن صاحبنا "بدايةً" يستشعر انخفاض حالة القلق لديه ، وتبدأ حساباته للأشـياء المقلقـة أقـل ضرراً عليـه ، ويخلـد إلى النـوم براحـة كبـيرة في الليلـة الأولى مـن الاستخدام . وفي اليوم التالي يجد صعوبة في الاستيقاظ ويتأخر عن عمله وخلال الدوام تراوده رغبةٌ كبيرة في النوم يصفها "بالتسطيل" تجعل مـن مهـام العمـل عبئاً وإرهاقاً عليه . يعود إلى البيت ويحاول ليلاً أن يعـاود كـرة أخـرى - نومـه الهنيء - لكن دون جدوى . يأخذ القرص الأول من علاجه الذاتي - اللكساتونيل - ولكن هيهات فيتطور ذلك إلى ابتلاع قرص آخـر ، ذلـك أنـه قـد طـور وضـعاً تحملياً للعلاج مما يستدعي زيادة الكمية باستمرار.

ترهقه فكرة الزيادة المستمرة للعلاج فيحـاول الإنقطـاع ، تتطـور لديـه أعراض إنسحابية أصعب وأنكى من أعراض إكتئابه السابق : ثورات من الغضب ، وعدم قدرة على الاستقرار ، وتوترٌ في عضلاته واخـتلاف في علاماتـه الحيويـة ، ورغبة شديدة بأخذ المادة المهدئة وغيرها من المظاهر المزعجة القاهرة . وتبدو أعماله وعلاقاته الاجتماعية والتي أخذ المهدئ خوفاً على تدهورها ، تبـدو أكـثر قابلية للتحطيب والطحن على يد مهدئه المضر .

تتدهور حالته كثيراً فيأتيه النصح أن يراجع طبيباً نفسياً ، ويكون تردده كبيراً ، ذلك أن لسان حاله يعبر عن اعتقاده الخاطئ بإتجاه العلاجات النفسية : ماذا سوف يعمل الطبيب النفسي سوى أن يصف علاجاً مثل اللكساتونيل إن لم يكن هو ذاته ؟ لقد إستخدمته لمدة طويلة دون جدوى ، لا بل إن الأمور زادت سوءاً ورداءة .

ما ورد يمثل حالة تقليدية ومشاهدة بكثرة في العيادات النفسية ، ويأتي المريض إلى الطبيب النفسي بأعراض اكتئابية ويتم وصف أحد العقارات النوعية المضادة للاكتئاب ، ويقصد "بالنوعية" تلك التي تعمل كيماوياً على الجهاز العصبي المركزي بهدف تعديل الاختلال المسبب للمرض نفسه - الاكتئاب . هي على ذلك لا تحمل خطورةً إدمانية . ومرة أخرى نقول هي لا تحمل خطورة إدمانية ، وليس هنا اعتياد عليها ولا اعتماد . فلا بد من إزالة الخلط الكبير الذي يتمركز في عقول الناس بأن العلاجات النفسية بكليتها خطرة وتسبب الادمان ، ذلك أن سوء الاستخدام المتناول ذكره في الحالة السابقة قد زرع فكرة خاطئة ومغلوطة ، جعلت الكثير من المراجعين إلى العيادات النفسية يتمنون على طبيبهم أن يعالجهم نفسياً دون عقار ، ويفشل الطبيب في أحيان كثيرة في توضيح فكرة العلاج النفسي النوعي لمريضه وبالتالي فإن الكثيرين من المرضى يحرمون أنفسهم من تلقي العلاج بالعقاقير النفسية النوعية ، والتي تمثل أساساً مهماً في المعالجة النفسية الحديثة،

مما يؤخر تحسنهم ويؤثر سلباً على تقدم حالتهم بالشكل المناسب والمطلوب والمحقق عند استخدام العلاجات النفسية الموصوفة من قبل الاختصاصي .

إشارة أخرى لا بد من التأكيد عليها وهي أن "السمعة السيئة" التي التصقت بالمهدئات (البنزوديازبين) إنما مردها سوء استخدام الأفراد لها دون إشراف طبي متخصص ، مما يجعلها تفقد آثارها الإيجابية وتنقلب على صاحبها في صحته ونفسيته . إذ لا ضير من استخدام بعض المهدئات في المعالجات النفسية خصوصاً في حالات القلق الشديد واضطرابات الهلع وغيرها . حيث توصف عادةً من قبل الطبيب لفترة محدودة ، ويتم تعديل الكميات خلال المراجعات المنتظمة إلى الطبيب ، وهي أدوية لا غنى للطبيب النفسي- عنها في بعض الحالات ، ولهذا فهي آمنة ومفيدة إذا أستخدمت من قبل الأيدي الخبيرة والمتخصصة ، أما عن العلاج للحالات التي يرتبط فيها الاكتئاب مع استخدام المهدئات فإن الصورة التي تصل إلى الطبيب الاختصاصي تبدو معقدة . فالمريض يتلقى مضادات الاكتئاب بالكمية المناسبة وللوقت الكافي ، ويخضع للعلاجات النفسية الأخرى كالعلاج المعرفي والسلوكي ، ويتم التدخل أحياناً في دينامية مجتمعه وعائلته ، ورغم ذلك كله لا يبدي التحسن المطلوب ، ويتضح بعد حين عدم تصريحه بالتعاطي (وعلى عاتقه) للمهدئات المختلفة مما يعكر الصورة المرضية ، وليدّاخل أعراض الاكتئاب مع أعراض الادمان والاعتماد على المهدئ ،

وكثيراً ما يتم دخول بعض المرضى إلى المستشفى بسبب أعراضهم الاكتئابية الشديدة ، وتفاجأ بتطور أعراض إنسحابية مزعجة لسبب انقطاعهم عن تعاطي المهدئات فجأة عند دخولهم للمستشفى .

نشعر أن ما تقدم يمثل نقاطاً مهمة تستحق العناية ، لا من قبل الطبيب فحسب بل من قبل المريض أيضاً .

26 - الاكتئاب المستعصي

كلمة مستعصٍ مشتقة من الفعل الثلاثي عصى ـ ويعني الخروج على الطاعة ومخالفة الأمر ، والاستعصاء هو الامتناع عن الانقياد والاستجابة .

ويُعدُّ الاكتئاب مستعصياً إذا لم يستجب للعلاج الملائم ضمن عملية علاجية شاملة وصحيحة ، ولتكتسب العملية العلاجية هذه الصفة ينبغي أن تشمل : -

1- اختيار مضاد الكآبة المناسب .

2- اعطاءه للمريض بجرعة مناسبة ، والجرعة المناسبة هي إما الحد الأدنى الفعال أو الحد الأقصى الذي يمكن احتماله من قبل المريض .

3- استعمال الدواء لمدة كافية وهي من (4-12) أسبوعاً في الحالة الحادة ، ومن (6-9) أشهر في الحالة المتواصلة .

4- مداواة الآثار الجانبية للأدوية طيلة فترة العلاج .

5- التأكد من أن المريض قد تناول العلاج بالجرعة والطريقة وللمدة المطلوبة.

فإذا ما خضع المريض لعملية علاجية متكاملة كالمذكورة أعلاه ولم يتحسن ، عندئذٍ يسمى اكتئابه مستعصياً ، وينبغي حينها البحث عن أسباب الإستعصاء وعدم الاستجابة للعلاج والتي قد تكون أحد الأسباب التالية : -

أ - أن يكون التشخيص غير صحيح ، أي أن المريض الذي نحن بصدده لا يعاني من الاكتئاب وإنما من شيء آخر يعطي أعراضاً مشابهة مثل الفصام المزمن Chronic Schizophrenia، أو الذهان الزوري Paranoid Psychosis، أو مرض عضوي مثل هبوط الغدة الدرقية .

ب- وجود أمراض نفسية مرافقة غير مشخصة مثل

(1) اضطراب الشخصية : وهو من أكثر الاضطرابات عرقلة للعملية العلاجية ، حيث ينعكس التكيف السلبي للمريض واضطراب سلوكه وتقلب مزاجه على كافة مراحل العملية العلاجية.

(2) الوسواس القهري : وهذا يضاعف من معاناة المريض ، ولعل الغريب في الأمر أن الدراسات قد أثبتت إحصائياً أنه على الرغم مما يسببه الوسواس القهري من معاناة ،

إلا أنه يقلل نسبة الانتحار لدى مرضى الاكتئاب لسدسها.

(3) بقية اضطرابات القلق : مثل اضطراب الفزع Panic Disorder، وكذلك المخاوف المرضية بأنواعها Phobias، واضطراب القلق العام (Generalized Anxiety Disorder). وتتداخل هذه الأمراض بشكل كبير مع الاكتئاب ، وهي تستجيب لنفس العلاجات " حيث تستعمل مضادات الاكتئاب لعلاج اضطرابات القلق" ويقال إن كل مريض اكتئاب يعاني درجة ما من القلق وأن العكس أقل صحة حيث ليس بالضرورة أن يكون كل قلق مكتئباً.

(4) أمراض الطعام : مثل القهم العصابي Anorexia Nervosa، وكذلك النهام Bulimia Nervosa ، وتتداخل هذه الأمراض وتترافق عادة مع اضطرابات الكآبة والمزاج مما يفاقم الصورة ويصعب العلاج .

(5) أمراض أخرى مرافقة : مثل الأمراض الذهانية والتخلف العقلي وصعوبات التعلم.

جـ - وجود أمراض مرافقة أخرى"غير مشخصة" مثل : -

(1) أمراض الغدد الصماء : مثل أمراض الغدة الدرقية والغدة الكظرية.

(2) أمراض الجهاز العصبي : مثل مـرض باركنسـون Parkinsons Disease ،
وكـذلك مـرض هنتنغتـون Huntigtons Disease، وأمـراض الـدورة
الدموية الدماغية CVA، وبعض الأورام الدماغية .

(3) أمـراض أخـرى : مثـل أمـراض القلـب والإيـدز وبعـض الأمـراض
الروماتزمية وسرطان البنكرياس و البورفيريا Porphyrias .

(4) استعمال أدوية أخرى قـد تتسـبب في الإكتئـاب أو قـد تتـداخل مـع
مضادات الاكتئاب ومن ذلك بعض أدوية الضغط مثل Reserpine و
Methyldopa والعلاج بالكورتيزون .

(5) الإدمان على المهدئات والعقاقير الأخرى

في أحيـان أخـرى يكـون الاكتئاب مبـدئياً مـن النـوع المقـاوم للعـلاج
Refractoryمما قد يستلزم استراتيجيات علاجية مركبة مثل استعمال أكثر مـن
دواء Augmentation ، أو استعمال الدواء والاختلاج الكهربائي معاً .

27 - الاكتئاب وحسرة الحداد

من منّا لم يتـذوق حسرة الفقـدان ، مـن منّـا لم يفقـد حبيبـاً أو أبـاً أو صديقاً ؟؟ ، أجزم أن لا أحد ، وإذا أسعف الحظُّ أحـدهم بـأن أمهلـه وقتـاً دون فقدان ، فعليه أن يدرك أن الموت سيتربص بمن يحب ولو بعـد حـين . عليـه أن يعلم أن صفحة الوفيات التي حرص على مطالعتهـا مـن أجـل تقـديم التعـازي للآخـرين ، والقيـام بواجـب التخفيـف والمواسـاة "عليـه أن يعلـم" ، أن ذات الصفحة سوف تحوي يوماً من الأيام إسماً يخصه هو ويخصه جداً . ولطالما قلنا لأولئك أصحاب الدمـوع الرقراقـة المسفوحة هدراً بمناسـبة وبـدون مناسـبة أن وفروها ، فإن لها موقعاً ومناسبةً تستحق عنـده الهـدر ، لكـل منـا يـوم حـداد يشعر من سواده الشديد أن كل أحـزان الـدنيا قـد انحشرت فيـه ، وأن الـدنيا ستتوقف ولكنها لم تتوقف ولن تتوقف .

إذن فنحن نتحدث عن تجربة إنسانية شـاملة لا يحمـل أيٌ منـا مناعـة ضد حصولها ، ونحن هنا بصدد تفاعل نفسي للفقدان ولا بـد مـن المـرور عـلى بعض المصطلحات المرتبطة بالفقدان لاستكمال علمية الموضوع :

(1) الحسرة (Grief) :

وهي المشاعر الذاتية ، والتي رُسبت ونتجت عن وفاة أو فقدان شخص المحبوب .

(2) الحداد (Mourning) :

وهـي التعبيرات الاجتماعية للفقـدان والطقـوس السـلوكية والعمليـة ، والتي تعارفت الثقافات المختلفة على اجرائها في هكذا مناسبة . ومن المفـروض "باستثناء الحالات المرضية" ، أن يـتم الخـروج مـن حالـة الحسرـة ضـمن هـذه الطقوس .

(3) الفقدان (Bereavement) :

هي الحالة النفسية التي يكون فيها الشخص وقت الفقدان عن طريـق الموت أو غيره .

(4) عمل الحسرة (Grief Work) :

وتمثـل العمليـات النفسـية المعقـدة ، والتـي ينـتج عنهـا الانسـحاب التدريجي من الارتباط مع الفقيد، والعمل على اجتياز آلام الفقدان.

تقليدياً يطلق لفظ الحداد عند حالة موت قريـب أو عزيـز ، ولكـن أي نـوعٍ مـن الخسـارة قـد ينـتج هـذه الحسرـة ، ففقـدان الوضـع الـوظيفي أو الاجتماعي المعتاد عليه الشخص ، قد ينتج نمطاً محاكياً للحداد ، وهذا ملحـوظٌ بوضوح مثلاً لدى السياسيين الفاقدين لوظائفهم وما ترتب عنهـا مـن امتيـازات اجتماعيـة وماليـة ، وفقـدان الشـخوص الوطنيـة والتـي تشـكل رمـزاً وتاريخـاً والمرتبطة بالانجازات الخالدة ، تعمل على ترسيب نوع من الحـداد الشـعبي أو الحداد العام. وعلى مسـتوىً آخـر فـإن وفـاة الحيوانـات الأليفـة والتـي اعتـاد مربوها على وجودها تشكل حالة خاصةً من الحداد والفقدان .

إن التعبيرات المختلفة للحداد متغايرة من مجتمع إلى آخر ، وتعتمد على الأرضية الثقافية الحاكمة لهذه المجتمعات . ولهذا فإن هذا التراوح يأخذ طيفاً من التعبيرات ، ونرى أحد أطرافه لدى الإنجليز حيث الانفعال البسيط والتعبير المنطقي "وعلى القدر" لعواطف الحزن ، وعلى طرفه الآخر نرى سكان جنوب إيطاليا ، بانفعالهم الشديد والإسراف في الحزن ، بل والصفق على الوجه وقت حسرتهم .

إن حسرة الحداد إما أن تسير في نمطها الاعتيادي والطبيعي ، وإما أن تسلك نمطاً مرضياً وإليكم التفصيل : -

الحداد الطبيعي

لا بد من القول إن هنالك فروقاً ذاتية (بين شخص وشخص آخر) في المدة التي يستغرقها خلال حداده ، وبالمعدل فإنها تأخذ وقتاً يتراوح بين ستة أشهر إلى سنة ، مع أن الأعراض الحادة تتلاشى تدريجياً في الشهرين الأولين من الفقدان ، حيث تعود للشخص الفاقد شهيته للطعام ، وقدرته على النوم وإتمام أعماله ، وقد تعارف العلماء على وجود ثلاثة أطوارٍ رئيسة يمر فيها الإنسان صاحب الحسرة وهي أطوارٌ للحداد الطبيعي والذي يصبغُ معظم الحالات : -

أ) الطور الأول - الصدمة (Shock) :

عاطفياً نرى الشخص الفاقد يتميز بعواطف خدرة غير مبالية

(numbness) ، تترافق مع حشرجة في الصوت ، وبكاءٍ ، ونحيبٍ ، وشعور بفراغ في البطن ، في هذه المرحلة يفقد الشخص تماسه مع الواقع ، وتكون حالته النفسية الدفاعية متموقعة بين الانكار للوفاة وعدم التصديق لها .

تستمر هذه الحالة بين ساعات إلى أيام .

ب) الطور الثاني - الهجسُ بالفقيد

(Preoccupation with the Deceased)

تنقلب حالة تبلد المشاعر السابقة إلى شعور بالغضب والحزن الشديدين ، وتكون قلة النوم وضعف الشهية من أهم مميزات هذا الطور ، ترهق الفاقد أيضاً أعراض التعب العام وسهولة الإجهاد . كما يرافقه أيضاً بعض الشعور بالذنب ، إذ قد يلوم نفسه على أنه لم يقدم المطلوب والمستحق باتجاه الفقيد ، أو أنه لم يعمل كل طاقته لإنقاذه من مرضه أو لإسعاده في حياته . هذا وقد يتوجه اللوم إلى الآخرين كالأقرباء ، وربما تكون الملامة ملقاة بكليتها على طبيبه المشرف على حالته ، مما يضع نقطة عملية لدى الطبيب وهي استشعار الحالة النفسية لدى الفاقد ، وتقبل ردة الفعل الطبيعية هذه بشيء من الأريحية ، بعيداً عن العصبية والتشنج .

إن وجود الأحلام المتكررة ذات المضمون المرتبط بشخص الفقيد هو شائع في هذه المرحلة . ومما لا بد من ذكره هو أن 10% من الناس الفاقدين تتطور لديهم حالة هلوسة بصرية وسمعية

لصورة المتوفى وصوته ، وهي ظاهرة طبيعية حيث يكون الفاقد مدركاً لعدم حقيقتها ، وأنها مجرد صورة وتهيؤ لا علاقة له بالواقع ، ولا تنفي وفاة المتوفى وهذا ما يفرقها عن الهلوسة المرضية .

يكون الفاقد هنا مأخوذاً بأفكار الموت وهواجسه ، كما يفقد المتعة في الحياة ونشاطاتها ، وتطغى عليه الوحدوية والانكفاء على النفس وقلة المشاركة الاجتماعية .

يستمر هذا الطور من أسابيع إلى أشهر .

جـ) الطور الثالث - الاستشفاء من الحسرة (Resolution) -:

إنه الطور المنتظر والطبيعي لنهاية اضطراب الحداد ، حيث تنحسر- الجوانب المؤلمة للأزمة ، ويستطيع الشخص إعادة نشاطه الطبيعي في مناحي الحياة المختلفة : يعمل ويناقش ويشارك جلسات المرح والترح ، يحب ويتفاعل ، ويذهب إلى المسرح أو السينما أو المقهى كما اعتاد ، عند هذه المرحلة ، يعلم تماماً أن الحياة ما زالت مستمرة ، ولهذا فهو إن إستذكر حياة الفقيد ، فإنما سيتذكر قفشاته وروحه المرحة ، كما سيتذكر وفاته ومعاناة مرضه ، تماماً كما يُستذكر أي ماضٍ آخر بحلوه ومرّه .

إلى هذه النقطة نكون قد تطرقنا إلى إستجابة طبيعية وطبيعية جداً لبني البشر ، عند مواجهتهم لحقيقة الموت الدائمة على التاريخ . ولعل من أهم مواصفات الصحة النفسية ، الإستجابةَ الوجدانية والذهنية المتناسبة والأحداث المتغايرة في حياتنا ، صحيحٌ

أن هنالك تفاوتاً مقبولاً بين الشخوص المختلفة ، فيما يتعلق بتعبيرات الحداد وشدته ومدته ، ولكنها تبقى طبيعة إذا بقيت ضمن الإطار الزمني والظاهري السالف شرحه سابقاً ، إن إستقبال خبر وفاة الوالدة مثلاً من قبل إبنها بالضحك أو اللامبالاة أو الاستهزاء ، هو قطعاً غير سليم وغير صحي ، ومناقض لمشاعر البشر الاعتيادية ، ويثير الغرابة والاستهجان ، وربما يقودنا هذا إلى تساؤل مهم: ما هي حسرة الحداد المرضية ؟؟؟

حسرة الحداد المرضية :

إن الحسرة المرضية تتميز ببساطة بأنها تلك الزائدة عن حدود الطبيعي المعروف والموصوف في حالات الحداد ، هذه الزيادة قد تكون في المدة أو الشدة أو طريقة التعبير ، ولمزيد من التوضيح ، فالأسلم أن نقسمها إلى الأقسام التالية : -

أ) الحسرة الشديدة

من الحقائق المهمة أن ثلث حالات الحداد يتطور لديهم اضطراب الاكتئاب ، خلال فترة أو أخرى ضمن زمن الحداد ، ومع أن معظم الحالات تتحسن في الأشهر الستة الأولى من الوفاة أو الفراق ، إلا أن 20% تستمرُ كآبتهم لفترة أطول من ذلك ، على خطٍ موازٍ فإن نسبة الانتحار تزيد زيادة ملحوظة في السنة الأولى من الفقدان ، وتبقى هذه النسبة مرتفعة حتى بعد مرور خمس سنوات ، خاصة في حالات وفاة الزوج أو الزوجة أو الوالدين ، وتبقى فئة

الأرامل الإناث الصغار والأرامل الـذكور الكبـار ، مهيأة بشـكل كبـير لاقتراف هذه الفعلة - إنهاء الحياة .

إذن نستطيع أن نستنتج - عكس ما يعتقـد النـاس - أن ثلثي أصحـاب الحالات يمرون في فترة الحداد ، دون أن يسبب هذا الحداد أو يرسب اضـطراب الاكتئاب ، ويضعنا نحن الأطباء النفسيين والأهالي المراقبين تحت ضغط الكشف المبكر لاضطراب الاكتئاب ومعرفة الأعراض المفرقة ما بين ما هو طبيعي مقبول في الحداد ، وما هو اكتئاب يحتاج إلى علاج ومتابعة .

نستطيع إيجاز الفروق تحت البنود التالية : -

- المدة الزمنية :

إن أعراض الحداد الشديد لا تستمر بالعادة أكثر من شهر إلى شهرين ، بينما قد تستمر لأكثر من ذلك في الاكتئاب .

- الأعراض الانتحارية :

إن الفكرة الانتحارية أو المحاولة الانتحاريـة نـادرة الحـدوث في حـالات الأزمة والشدة والحداد أهمها ، ووجودها يدق ناقوس خطر الاكتئـاب ، وينـذر بضرورة الاهتمام والمعالجة .

- الأعراض الذهانية :

إن الهلاوس السمعية والبصرية المؤقتـة ، والمرتبطـة بشـخص المتـوفى لا توحي بأي شيء غير طبيعي ، بينما يحتوي الإكتئاب على أوهـام ثابتـة ، ترتبط بالذنب الشديد غير الصحيح وغير المبرر ،

وليس خاضعاً للمنطق ، كما قد يتضمن أوهاماً أخرى كفكرة وهم الفقر أو المرض . أما عن الهلاوس فإنها وإن حوت معنىً اكتئابياً ، ولكنها لا تكون ذات إرتباط بشخص المريض وصورته كما يحدث في حسرة الحداد الاعتيادية .

- الأعراض الوجدانية :

في الحسرة الاعتيادية تأتي حالات البكاء والنحيب والحزن الشديد ، ضمن موجات أو هبات تستمر لفترةٍ ثم يعود الشخص لمزاجه الاعتيادي . أما الاكتئاب فيأخذ نمطاً مستمراً دائماً على طول ساعات اليوم - يوم مصبوغٌ بالسواد - .

- لوم النفس :

من الممكن تواجده في كلتا الحالتين ولكنه في الحداد لومٌ يتعلق بالتقصير مع الفقيد ، أي أن محوره الأساسي هو الفقيد . على الجانب الآخر فإن مريض الاكتئاب يشعر بفقدان القيمة الذاتية، وانخفاض المعنويات ولا يربطها فقط بالإثم المرتبط بالميت .

- الاستجابة للدعم المعنوي أو المادي وأثر التنفيس :

من المفروض أن تكون هذه الإجراءات محسنة لحالة الفاقد الشعورية ، وأن تخفف عليه بينما لا تلقى مثل هذه الكلمات والإجراءات التشجيعية أي صدى يذكر لدى مريض الاكتئاب .

يتميز مريض الاكتئاب كذلك بفقر الحركة وقلتها وانعدام النشاط .

- أداء الوظائف الحياتية : -

في حسرة الحداد يستمر الفاقد في ممارسة حياته وعمله رغم مشـاعره ، بينما ستتأثر هذه القدرات بشكلٍ واضح في الاكتئاب .

ب) الحسرة المؤجلة (Delayed Grief) :

هناك حسرة غير طبيعية تتميز بأن الأعراض الأولى من الصدمة والحزن لا تبدأ بالظهور إلا بعد أسبوعين من حدوث الوفاة.

جـ) الحسرة المثبطة أو المشوهة (Inhibited and distorted grief):

قد لا تظهر مظاهر العـزاء والحسرـة لـدى بعـض الشـخوص أبـداً وقـد تظهر منقوصة ، وهذا ليس دلالة صحة نفسـية متينـة ، أو تماسـك وقـوة عنـد الشخص ، الحال مشابه تماماً لحشر عفريت في زجاجة ، ولكن بدلاً مـن خـروج هذا العفريت بهدوء من عنقها ، فإنك تطلقه متمرداً ثائراً كاسراً لزجاجته .

بشكل آخر قد يظهر الحداد بأعراض غير نموذجية وغـير معتـادة وغـير موصوفة ، فعلى سبيل المثال قد يبدي الفاقد عدوانية شديدة، أو زيادة نشاط ، أو يبالغ في العزلة الإجتماعية . بينما يتمثل آخرون حياة الفقيد : شكله ، ولبسه ، وطريقة كلامه ، ونوع سجائره وحتى أعراض مرضه . وبعضهم قد تتطور لديه حالة من التجلي والنشوة والفرح . كما قد يعمل الفقدان على ترسيب واستثارة أعراضٍ ذهانية كالهلوسة السمعية ، والإنكـار الشـديد للوفـاة وأن الشـخص مـا زال على قيد الحياة والتي تصل إلى درجة اليقين ،

ويكون هذا الوهم طويل المدى غير قابل للنقاش عكس حالة الإنكار المؤقتة التي تحصل في الطور الأول - الصدمة عند التعبير المنطقي للحسرة .

إن الدراسات الإكلينيكية تظهر أن عدة عوامل تساهم في جعل حسرة الحداد أكثر تأهيلاً للحيد عن طبيعتها وأخذ أشكال مرضية وهي كما يلي : -

● الموت المفاجئ وغير المتوقع .

● العلاقة الحميمة جداً مع المتوفى أو العلاقة المعتمدة من طرف الفاقد على الفقيد ، والغريب أن العلاقة المترددة مع الفقيد والمتراوحة بين الحب والكره ، الرضا وعدم الرضا ، هي من أوضح العلاقات المرسبة للحسرة المرضية .

● ترك المتوفى لآخرين غير مؤمنين مالياً ، وغير مدعومين معنوياً بعد وفاته ، يرسب لدى هؤلاء الأهل حالة حسرة مرضية .

● وجود مرض نفسي قديم لدى الفاقد .

● وجود مسؤوليات كبيرة على الفاقد بعد وفاة الفقيد ، كوجود الأرملة الشابة مع عدد من أطفالها بعد وفاة والدهم ، فإن هذا يؤدي بالأخص إلى التعبير التثبيطي للحسرة لدى الأم ، خصوصاً أنها لا تريد أن تريَ الأطفال مظاهر الحزن ، أو لأنها لا تستطيع لكبر حجم مسؤولياتها ، وتوزيع وقتها على الأطفال وعلى شؤون بيتها.

مـن الملاحـظ ارتفـاع حـالات الوفـاة بعـد بعـض الوفيـات للشـخوص الحميمين ، كالأزواج والأبنـاء ، والآبـاء والأخـوة ، وتزيـد النسـبة خـلال الأشـهر الستة الأولى من الوفاة . أما الأسباب العضوية المؤدية إلى الوفـاة بعـد الحسرة فتشمل أمراض القلب ، والأورام الخبيثة ، وتشمع الكبد ، والإنتحار ، والحوادث ، وربما كانت الأخيرة واقعة ضمن النية الانتحارية كقيادة السيارة بشكل طائش ومؤدية إلى الموت. أما عـن تفسـير هـذه الزيـادة في الوفيـات خـلال الحسرة ، فمردها يعود إلى إضطراب الأداء والساعة البيولوجية لدى الفاقـد ، كـما يعـزى للجهاز المناعي المضطرب عند الحزن ، والتي تنخفض فيـه الخلايـا الليمفاويـة ، وخلايا القاتلات الطبيعية داخل الجسم . ومن الغريب التاريخي أن حمـزة بـن عبد المطلب رضي اللـه عنه عندما استشهد ونزع كبده وجد هذا الكبد متغـيراً وذا ندبات ، وعندما سُئل عن ذلك قيل : مات له ولد في حياته؟!! .

حســـرة الطفولـــــة :

إن الموت مفهوم صعب لا يستوعب بكـل حقائقـه وجوانبـه مـن قبـل الطفل إلا عند العاشرة من العمر ، ذلـك أن عليـه أن يفهـم أن الميـت سـيغيب ولن يعود ، ويدخل الطفل خلالها في أطوار الانفصال المعروفة الشـبيهة بـأطوار الحسرة : -

(1) طور الاحتجاج على الموت والبكاء لرجوع من يريد .

(2) طور الحزن وانقطاع الأمل وانخفاض الهمة .

(3) طـور الانفصـال : وفيـه يستعيد الطفـل اهتمامـه بمـن حولـه مـن النـاس والمحيط ، ويقلع عن الاتصال العاطفي بفقيده .

ومن المهم أن على مـن يحيطـون بالطفـل (فاقـد والـده مثلاً) ، إيجـاد شخص آخر كبديل لهذا الفراغ العاطفي والمعنوي والمادي الـذي يشـكله غيـاب الوالد ، وكما نعلم فإن أي بديل سوف يكون بديلاً منقوصاً في كل مناحيـه عـن الوالد المتوفى ، إن لم يكن في نوعية الرعاية المقدمة ، ففي كم هذه الرعايـة وطولها ، فالقائم مقام الأب خلال الشـهر الحـالي قـد لا يتواجـد خـلال الشـهر القادم ، حيث المسؤوليات المتداخلة للشخص الراعي ، إذن فلا بـد مـن ارتبـاط الطفل اليتيم مثلاً بعدد من الأفراد الراعين ، مما قد يغطي رعايته بالنوع والكم . ذلك أن الفقدان غير المعوّض للطفل قـد ينتج عـن آثـار نفسـية سـلبية عـلى المدى البعيد تشمل ما يلي : -

1 - زيادة المحاولات الانتحارية .

2 - الاكتئاب .

3 - عدم القدرة على إقامة علاقات وثيقة وحميمة في المستقبل .

حسـرة الآبـاء :

إن وفاة الأبناء خاصة الأطفال منهم ، يمثل حدثاً إستثنائياً حزيناً للآباء ويعبرُ عنه "بالكارثة" وهي كذلك ، وتترافق هذه الوفاة في أغلب الأحيان مع الشعور بالذنب ، ومرد هذا الشعور ما يسيطر عـلى الأبـاء مـن فكـرة أنهـم لم يقدروا على تقديم شيء لحمايته

ومنع الموت عنه ، ويزيد الطين بلّة الآمال المهدورة المتعلقة بمستقبل الصغير ، الذي لم يُعلم خيره من شره ، والذي كان بالإمكان أن يكون مستقبله مليئاً بالفرح والنجاح لو كتبت له الحياة .

من القراءات المهمة أيضاً أن موت الصغير في العائلة ، يحرك المشاكل الساكنة في هذا النظام ، ويلوم الوالدان كلٌ منهم الآخر بالتقصير ، مما يـؤدي إلى ارتفاع نسبة الطلاق عند العائلات الفاقدة صغارها (أكثر من 50%) .

الحسرة المرتقبة (المتوقعة) :

هنالك وضع خاص لحسرةٍ ، يتوقع صاحبها حدوث الفقـدان قبـل زمـن من وقوع هذا الفقدان تدعي بالحسرة المرتقبة . والمثال عليها هو وجود حالـة مرض عضـال ، وتشخيصهـا لـدى شـخص وتوقع المـرض يشـير إلى وفاة قريبـه محتملة لا بل شبه أكيدة ، وعندها تبدأ عائلة "مشروع الفقيد" بتطـوير أطـوار الحسـرة الاعتياديـة - الصدمة ، التـوجس بالفقيـد، ... إلـخ) بـدءاً مـن وقت تشخيص المرض، وعندما تحين الوفاة فإن هذه الأعراض إما أن تتنـاقص وتخف إلى درجة كبيرة ، أو أن تزيد لبرهة وتنتهـي . ولهـذا فإن مراحل الحسرة بعد الوفاة تكون مقتصرة ومنخفضة الشدة" .

ولكن تحصل حالات يستشفي فيها "مشروع الميت" هـذا إمـا لخطأ في التشخيص ، أو لحسن المعالجة ومحالفـة الحـظ ، ويصعب كثيراً على الأهالي الذين مارسوا حسرة الفراق المرتقب ، وعاملوا

المريض فترة من الزمن على أنه ميت لا محالة ، يصعب عليهم إعادة العلاقة معه بالشكل السابق القديم ، ويربك جو العائلة فترةً إلى أن يتم التأقلم والتعود على وجوده حياً من جديد .

العـــلاج :

تقع الكثير من الأخطاء في التعامل مع حالات الفقدان ، وهذا ما نراه متكرراً وقت الوفيات وفي بيوت العزاء ، فمثلاً نرى توزيع المهدئات يتم بالجملة على النساء الفاقدات بهدف التهدئة ، وتجاوز المرحلة بسكينة ، ولكنهم بهذا العمل يتداخلون مع مسار الحسرة الطبيعي ومراحله والتي من المفروض تجاوزها بتعبها وأحزانها ومرارتها لا كبتها وتغطية هذا الحزن بالمهدئات ، والتي من شأنها أن تحوّل طبيعية الحزن المفروض في الحداد إلى فراق وحسرة مرضيين ، بالأشكال التي ذكرت سابقاً .

نرى كذلك بعض رجال العائلة وهم يصرخون على النساء أو على الأطفال أو على بعضهم بهدف منعهم من البكاء والتنفيس ، وأن هذا لا يتناسب والأصول والأعراف ، فتضطر السيدة الفاقدة أن تبتلع أحزانها في قلبها ، ولكن ليظهر بعد ذلك مشوهاً مرضياً .

إذن فلنقدم هذه النصائح والنقاط والتي يمكن تطبيقها لا من قبل الطبيب أو الاختصاصي الاجتماعي والنفسي- وحسب ، بل من قبل المهتمين والأقارب والأصدقاء المحيطين بالفاقد :

* دع الفاقد يتحدث عن الفقيد وحالة الموت ، وسببه بالتفصيل وتكراراً .

* دع الفاقد يعبر عن مشاعره تجاه المتوفى : الحزن ، والذنب ، والغضب وحتى التردد بالمشاعر تجاه الفقيد .

* دع الفاقد يتعرف على الأطوار المختلفة للحسرة ، وليفهم أن هنالك مراحلَ تتطور خلالها أعراض مختلفة ولكنها طبيعية والزمن كفيل بإنهائها .

* دعه أيضاً يعلم أن هناك ظواهرَ غير طبيعية تحصل مع الحسرة الطبيعية ، ولكنها مؤقتة ولا تحمل خطراً للتطور مثل : استشعار وجود الميت ، والهلوسة البصرية والسمعية به ، والتهيؤات الأخرى.

* قد يتطلب الأمر مساعدة المريض في قبول حقيقة الفقدان ، وتجاوز الإنكار للموت ، الذي قد يكون موجوداً في بداية الوفاة ، ولهذا لا بد من جعل الفاقد يرى جثة الفقيد ويقبلها ، ويساهم في طقوس الجنازة والدفن ، ويتقبل العزاء من الآخرين ، وأن يشارك في إخراج متاع المتوفى وأغراضه من غرفته دلالة على انتهاء وجوده ، من المهم أيضاً الانتباه إلى النقاط العملية كالأمور المالية ، واعطاء عناية للأطفال الموجودين ، حيث لا يتسنى للأم الأرملة مثلاً أن تعطيهم الاهتمام والرعاية ضمن فترة الحزن والحداد .

* في حالة الاسقاط لطفل ميت فعلى الأهل تسميته ، وأخذ صورة له وإجراء مراسيم إعتيادية للدفن .

* إذا تطورت حالات يستشعر منها أنها مرضية ، وتحيد عن طبيعة الفراق، فلا بد من استشارة طبيب نفسي بهدف تدخل تخصصي، سواءً بالعلاج النفسي ـ أو بالعقاقير عند تشخيص الاكتئاب أو أي مرض نفسي ـ آخر مرافق أو مترسب من قبل الوفاة .

ولنعلم جميعاً أن الموت والفراق أو أي شكل من أشكال الخسارة ، هي حقائق واردة ومتاحة جداً في حياتنا ، ولكن الحقيقة القائمة أن الحياة ستستمر شئنا أم أبينا فلنساهم نحن في استمرارها . ولا بد أن نتذكر أن الحقيقة الوحيدة المطلقة في الحياة هي الموت .

28 - علاقة الاكتئاب بالأمراض العضوية

لقد تطرقنا فيما سبق إلى الطبيعة المتشابكة والتي تكنف علاقة الاكتئاب بالأعراض الجسمية والأمراض الجسمية ، طرفٌ من هذه العلاقة يقع تحت بند الأسباب العضوية للاكتئاب، إذ إن الاكتئاب قد يكون المعبر الأكبر والأهم في بعض الأمراض العضوية.

الأسباب العضوية للاكتئاب :

- اضطرابات الغدد الصماء

وأهمها قلة إفراز الغدة الدرقية ، وزيادة إفراز الغدة المجاورة للدرقية ، ومتلازمة كشنغ ، ومرض أديسون وغيرها .

- الالتهابات الجرثومية

فترة ما بعد الإنفلونزا ، والحمى المالطية ، والتهاب أحادي النوية ، والتهاب الكبد وغيرها .

- الاضطرابات الأيضية (التمثيل الغذائي) :

فقر الدم (الحديد) ، وفقر الدم - فيتامين ب12 فوليت ، ونقص المغنيسيوم ، وزيادة الكالسيوم في الدم وغيرها .

- الأمراض العصبية

ما بعد الإصابات الشريانية الدماغية ، والتصلب اللويحي ، والشلل الرعاشي ، والأورام الدماغية ، والخرف ، والاضطرابات التشنجية - والصرع وغيرها .

ويترافق الاكتئاب بشكل خاص مع إصابة الفص الصدغي في النصف غير السائد للدماغ أي النصف الأيمن للذين يكتبون في اليد اليمنى .

- الأمراض الجسمية العامة

مثل الحمى الذئبية (Systemic lupus Erythymatosis) .

- الأورام

مثل الورم المصيب لرأس البنكرياس وأورام الرئة .

- العقاقير والعلاجات

بعض أدوية الضغط مثل (Resepine, & Methyl- Dopa) ،

وأخريات مثل Barbiturate, Steroid, L-dopa، والاستخدام طويـل المـدى لِـ (Amphetamine) قد يسبب اضطراباً اكتئابياً في فترة مـا خـلال أخـذه أو بعـد تركه .

وكانت السمعة قد رافقت عقاقير منع الحمل بالتسبـب في الاكتئـاب ، ولكن الدراسات الحديثة لا تؤيد ذلك .

كل ما ذكر أمثلة لا أكثر ، ولكنها تلقي الضوء على المدى التسببي الكبير للاكتئاب من قبل العلات والاضطرابات العضوية .

29 - الاكتئاب والهوس

إذا شـئنا أن نطـرق الاكتئاب ونصـنفه حسـب مسـيرة المـرض في عمـر الإنسان ، فلا بدّ من تطرقنا إلى الهوس وعلاقتـه بالاكتئـاب ، فوجـود الهـوس أو عدمه يتقرر عليه أن الاضطراب الوجداني هو ثنائي القطب أو أحاديه .

وتبدو التصنيفات العالمية أميل إلى هذا التصـنيف للأمـراض الوجدانيـة وأخالنا نحن كذلك ، ذلك أن إدراج المرض الوجداني تحت عنـوان واحـد ، هـو أقرب إلى الحقيقة وأجدى فيما يتعلق بـالنواحي العمليـة سـواءً في العـلاج أو التقييم . أن المرض الوجداني بهذا المفهوم يأخذ وجهيـن لعملـة واحـدة ، فعلـى وجهـه الأول يقـع الاكتئاب ، وعلـى الآخر يكـون نقيضـه في التعبيـر شـبيهه في الأصل ألا وهو الزهو .

وقبل أن ندخل في هذه العلاقة الفدرالية بين الاكتئـاب والزهـو ، علينـا أن نعرف أولاً مواصفات الأخير ، والذي من المتوقع أن يخطر عـلى بـالكم أنهـا شكل نقيض لمواصفات موضوعنا "الاكتئاب " .

المــزاج

يكـون المزاج مرتفعاً في الزهو ، ويأخذ صـورة النشـوة والـتجلي ، ولكـن ليس هذا هو الحال دائماً ، إذ أن نسبةً غير قليلـة قـد تصـل إلى ثلـث الحـالات نشاهدها بمزاج مضطرب ، يأخذ مواصفات القلق وعدم الارتياح .

ويمكـن أن تتـداخل هـذه الأمزجـة المرتفعـة أو المضـطربة مـع حـالات قصيرة من الاكتئاب والحزن . وبعض الحالات تتساوى نسبة وفترة النشـوة مـع الاكتئاب والذي يطلق عليه اسم المزاج المختلط .

الكلام ، الأفكار ، الأعراض المعرفية

يتزايـد الكلام في الهـوس ، ويتسـارع بشـكل مضـغوط (Pressure Of Speech) ، كما أن إيقاع التفكير يزيد بسرعة وهـذا يترافـق مـع اضـطراب وقلـة التركيز وتطاير الأفكار (Flight Of Ideas)، إذ ينتقل مريض الزهو من موضـوع إلى آخر دون وجود ارتباط منطقي بينهما .

التشتت ميزة مهمة في الزهو ، حيث من السهل أن يفقد

المريض تركيزه مع أقل الاستثارات الخارجية ، وتوحي له هذه الاستثارات بأفكار جديدة ، ليفقد كلامه ترابطه وموضوعيته .

يستشعر مريض الزهو نفسه بصورة أكبر مما هو عليها ، سواءً في هويته أو في قدراته ، فيرى نفسه مثلاً قائداً عظيماً ، أو ملهماً تاريخياً ، أو متفوقاً ولامعاً في الفيزياء أو الفلك أو ما شئت ، ويكون تصرفه مع من حوله بناءً على هذه الفكرة المسيطرة بالعظمة .

الإدراك

قد تتطور لدى مريض الزهو هلاوس سمعية أو بصرية أو أي هلاوس أخرى ، ولكنها بشكل أو بآخر متوافقة مع مزاج المريض وأفكاره ، أي أن هلوسته تأتي لتؤكد عظمته ورفعته ، وتبرر مزاجه المنتشي. قد يسمع مثلاً صوتاً يؤكد نبوته أو الهامه ، ويكيل له صفات المدح والتقدير والثناء .

الأعراض الجسمية والسلوكية

من المتوقع أن تزيد الدافعية والنشاط لديه ، سواءً في محيط العمل ، والتعليم ، والمجتمع وحتى نشاطه الجنسي فهو متزايد وشديد مما يرهق رفيقه ، وتمثل شكوى لدى زوجات أو أزواج مرضى الزهو .

ورغم زيادة النشاط والذي يبدو للوهلة الأولى مفيداً ، إلا أنه نشاط غير منتج وغير مقبول ، لا بل إنه يمثل خطورة على ذات

المريض ومن حوله ، فقد يكون مجازفاً في سواقته ومتهوراً في أحيان كثيرة ، بل أن الأداء الحالي والحكم والقرارات تأخذ صبغة التهور وعدم المسؤولية ، اضافة إلى المغالاة في العلاقات الاجتماعية وفقد الضوابط الحاكمة لهذه العلاقات .

وتأتي قلة النوم كمميز مهم ، بل وكإشارة مبكرة للانتكاسة المرضية ، هو لا يشكو من ذلك ، ولا تظهر عليه علامات التعب إذ تقل حاجته إلى النوم والراحة من فرط النشاط والحيوية ، أما الشهية للطعام فتكون بشكل عام جيدة ، ولكن المقاطعات الفكرية والحركية الكثيرة تجعل الشخص يأكل بعض لقيمات في أوقات متكررة ، وليشغل نفسه بالوقت الآخر ، هذه الطريقة الغذائية إضافةً إلى زيادة الحركة ، وصرف الطاقة المستمر قد يساهم في إنقاص وزن المريض .

أعراض أخرى

بعض الأحيان تتداخل صورة الزهو مع الأمراض النفسية الأخرى ، كالفصام والفصام الوجداني ، مما يصعب من مهمة التشخيص التفريقي . ومن المعروف أن بعض الأعراض المميزة للفصام تظهر في الزهو بنسبة تتراوح بين 20 - 40% من الحالات ، ولكن هذا لا ينفي تشخيص الزهو خصوصاً إذا اكتملت المواصفات الأخرى الكافية للتشخيص ، من الممكن أن تحصل هذه الأعراض بشكل مخفض ، لا يعيق الوظائف الاجتماعية والعملية ،

ولا تعمل على خلق خطورة كبيرة للشخص المريض ومن حوله وهذا ما يسمى "ما تحت الزهو" أو Hypomania ، والذي يجب إدراكه بسرعة ذلك أن التطور إلى الصورة الكاملة قد تنبثق بسرعة وتزيد الأمور صعوبةً وتعقيداً .

يمثل الاضطراب الوجداني ثنائي القطب نسبة تصل إلى 1% من المجتمع ، أي أن حوالي عشر الاضطرابات الوجدانية يكون الزهو أحد أطرافها ، فلا غرو إذن أن معالج الإكتئاب يشرع بالبدء بالمضادات الاكتئابية ، وعينه الأخرى ترصد الوجه الآخر - شق التوأم الهوس ، إذ أن هذا الاكتئاب قد يكون طرفاً في معادلة ثنائية مع الهوس في المرض الأصيل الزهو الاكتئابيّ ، كما كان متعارفاً عليه ، أو الاضطراب الوجداني ثنائي القطب ، كما اتفق عليه حالياً . الاحتمال الآخر الضعيف أن تنقلب صورة الاكتئاب إلى الهوس بأثر مضادات الإكتئاب المستخدمة ، والذي يستلزم تدخلاً علاجياً مناسباً وسريعاً .

إن تشخيص حالة الزهو مترافقةً مع الاكتئاب تستدعي نظاماً علاجياً مختلفاً عما هو عليه الحال في الاكتئاب أحادي القطب ، ولعل أهم ما في الموضوع هو ضرورة استخدام منظمات المزاج المختلفة كأملاح الليثيوم (Lithium) أو الكاربامازبين (Carbamazepine)، أو حامض الفالبروك (Valparoic Acid) وغيرها ، وأن يكون استخدام مضادات الاكتئاب استخداماً حذراً ،

وهذا الحذر يتضمن أن تستخدم لفترة تغطية الأعراض الاكتئابيـة ، وأن نتدرج في زيادة الجرعة ، وأن نختار العلاج (مضاد الاكتئاب) المناسب ، ومسيرة الاضطراب الوجداني ثنائي القطب قد تبدأ بأي من الاكتئـاب أو الهـوس ، حيـث يشترط أن تكون مدة الاكتئاب لا تقل عن الأسبوعين ، والهـوس عـن الأسـبوع ، وتلي أياً منهما حالة استقرار والرجوع إلى مزاج معتدل ، أو الانقلاب إلى الوجـه الآخر من الوجدان .

كما ذكر سابقاً فإن الأعراض الخليطة بين الاكتئاب والزهو ، قد تكون ما يشاهده الطبيب لدى العديد مـن المـرضى وقـت فحصهـم وتقييمهم ، وهـذه الأعراض الخليطة أو الاضطرابات الوجدانية الخليطة قد تأخذ الصور التالية : -

1) الزهو القلق (Anxious Mania) :

حيث تترافق سرعة الأفكار وزيادة النشاط الفكري والجسمي مع مـزاج قلق ومضطرب وفيه ضجر . وهي حالة شهيرة ومتكررة .

2) الزهو غير المنتج (Unproductive Mania) :

فيما تكون طاقة الأفكار وإنتاجها بطيئاً ومتواضعاً ، وهو مـا يسـير مـع الاكتئاب ، يكون النشاط الجسدي كبيراً والمزاج منتشياً وعالياً ، وهـو مـا يسـير مع أعراض الهوس .

3) الزهو الذهولي (Manic Stupor) :

يجتمع هنا الخمول والبطء الحركي والجسمي مع المزاج المرتفع

وتسارع الأفكار . فترى الشخص قابعاً ساكناً لا يتحرك ، ولكن إشارات الوجه وانطباعاته ووصفه بعد ذلك يوحي بالمزاج المرتفع والأفكار المتزاحمة ، وهنا تأتي الصعوبة في التشخيص التفريقي ، مع أنواع الذهول الأخرى خاصة الذهول الاكتئابي .

4) الزهو المثبط (Inhibited Mania) :

لا توجد هنا من خصائص الزهو سوى المزاج المرتفع ، حيث تظهر الأفكار بإيقاع بطيء متناغمةً مع نشاط حركي محدود .

5) الاكتئاب التهيجي (Agitated Depression) :

في العادة يكون المكتئب بالوصف خاملاً كسولاً مكتفياً بسكينته ، ولكن الاكتئاب في حالتنا هذه يتميز بالتهيج والاضطراب وربما العدوانية والضرر . وهذا يكون واضحاً رغم وجود مزاج حزين ومنخفض ورغم تنازل القدرة الفكرية وشح الأفكار .

6) الاكتئاب المترافق مع تطاير الأفكار

(Depression with Flight of Ideas):

إن هذا المريض الحزين صاحب المزاج المكتئب ، والراكن إلى الهدوء وضعف الهمة ، تتطور لديه حالة خليطة ، وتظهر لديه مواصفة من مواصفات الزهو ألا وهي تطاير الأفكار ، وتسارعها وعدم القدرة على السيطرة عليها .

كل هذه الصور تمثل تحدياً للطبيب النفسي ، الذي عليه أن يشخص بدقة أولاً ، ويشرع بعد ذلك باختيار عقاقير (بميزان

الذهب) ، لأن أي تطرف أو تسرع في الاستخدام سوف يعقد الصورة المرضية ويزيد الطين بلة .

وتأتي حالة الهوس المنقلب السريع (Rapid Cyclic Mania) كاضطراب يثير الإهتمام ، حيث يمر المريض صاحب الإضطراب الوجداني الثنائي القطب بأربع انتكاسات أو أكثر خلال السنة . وتتراوح انتكاساته بين القطبين (الاكتئاب أو الهوس) ، أو يتخللهما حالة من انتظام المزاج لا تدوم على الغالب طويلاً ، ولسوء الحظ فإن معظم هذه الحالات (80%) لا تستجيب لأملاح الليثيوم الفاعلة في الاضطرابات الوجدانية ، ولا بد من اللجوء إلى منظم مزاج آخر كالكاربازين .

إن التوقع لمسيرة الإضطراب الوجداني ثنائي القطب ، كانت بالسابق متفائلة بالمقارنة مع الأمراض الجادة الأخرى كالفصام ، ولكن الواقع يشير إلى أنه بالرغم من تناقص مدة الإنتكاسات وزيادة فترة التشافي الوسيطة في أغلب الحالات ، إلا أن هذه الصورة تنعكس لدى الكبار في العمر ، حيث زيادة مدة الانتكاسة وصغر مدة التشافي عند المرضى غير المتلقين العلاج المناسب . وبالرغم من أن الالتزام بالعلاج الموصوف والمتابعة للمرض قد ساهمت في تقليل الانتكاسات المرضية ، إلا أنها بحزم لم تمنعها نهائياً ، كأننا نتحدث عن مرض يتراوح في الارتفاع والانخفاض رغماً عنا ، خصوصاً مع عدم تعاون المرضى وأهليهم وانقطاعهم فجأةً ودون مقدمات عن العلاج والمتابعة والإصرار على إنتهاء المراجعات

النفسية ، رغماً من التأكيدات المستمرة للمرضى وذويهم على مواصفات هذا المرض المزمن وطبيعة انتكاساته .

يبقى أن نقول إن النصيحة السحرية في هذا المرض ، هو الكشف المبكر والرصد الدقيق لأعراض الانتكاسة ، سواءً انتكاسة الزهو أو الاكتئاب ، بهدف التدخل المبكر والفاعل . وهذا يتطلب ثقافة نفسية لأعراض المرض ، والأهم الحرص وعدم الإهمال والاهتمام حتى بصغائر الأعراض ، وربما يكون المريض الحريص المتابع والأهل الحريصون والمتابعون خيراً من المريض المثقف وأهله المثقفين، والذي يكسر إهمالهم ثقافتهم ، ويقلل من أهميتها ونفعها للعملية العلاجية .

30 - الاكتئاب والقلق

كثيراً ما يلتقي الاكتئاب مع القلق ، والأخير هذا يبدو كعاطفة رئيسة بل العاطفة الأهم في حياة البشر ، ويمثل بحدوده الطبيعية تجربة إنسانية يشترك فيها الصغير والكبير ، كما يمثل بحدوده المرضية عاملاً مشتركاً لمعظم الأمراض النفسية ، ولهذا نجد القلق تأشيرة دخول إلى حالات الفصام وحالات الهوس وغيرها الكثير . ولشيوعه فإنه غالباً ما يشيح نظر المعالج عن التشخيص المبكر لأمراض نفسية جديّة عديدة . وهذا الأمر ينطبق على الاكتئاب حيث يظهر كاستجابة ثانوية للقلق المرضي ، ومن النادر

أن يكـون القلـق المـرضي اسـتجابةً ثانويـة للاكتئـاب السـابق . بعـض القراءات ترجح أن عوامل الطفولة والتربية هي من المؤهلات لاقـتران كـل مـن الإكتئاب والقلق معاً ، وهناك تعليلٌ آخر لهذا الاقتران يفيـد أن ظـروف الحيـاة وشـدائدها تحتـوي عـلى كـل مـن عنـاصر الخسـارة والفقـدان ، وهـما مـدعاةٌ للاكتئاب وتحتوي كذلك على عنصر محتواه الخطر وهو مدعاة للقلق وهنا يأتي الارتباط .

المشاهدات الإكلينيكية في عيادات الطـب النفسي- وفي عيـادات الطـب العـام - والحال أوضح في الأخيرة - تشير إلى وجود نسـبة كـبيرة مـن تشـخيص يتعارف عليه بالقلق الاكتئابي (Anxiety - Depression Disorder) لدى مرضـاهم . وبـالرغم مـن عـدم إفـراد تشـخيص ثابـت في التصـنيفات الأمريكيـة للأمـراض (DSM4) ، إلا أن التصنيف العالمي للأمراض (ICD-10) قد أفـرد تشخيصـاً تحـت ذات التسمية ، وجعلها تابعة لاضطرابات القلق لا الاكتئاب . هذا لا يعني بتاتاً نفي الحقيقة الثابتة وهو وجود أعـراض القلـق لـدى مـرضى الاكتئـاب ، ولكـن يؤكد أن هنالك فئةٌ من المرضى لا تنطبق عليهم المواصـفات الكافيـة لتشـخيص أي من الاكتئاب أو القلق ، بل تظهر أعراضهم خليطة تجمع أعراضاً غير كافيـة لتشخيص الاكتئاب مع أعراض غير كافية كـذلك لتشـخيص القلـق ، وبنـاء عـلى ذلك فنحن على وشك التوصـل إلى اسـتنتاج أن الارتبـاط بـين القلـق والاكتئـاب يتزايد كلما قلت حدة الأعراض وصعوبتها .

إنّ اضطراب القلق الإكتئابي - كما ذكر - من أهم وأكثر الأمراض شيوعاً في عيادات الطب العام ، وهي ربما تشكل ثلثي الحالات المراجعة للطب العام ، وتصل بعض الاحصائيات إلى أرقام كبيرة جداً لهذا الاضطراب في المجتمع ، لتصل لدى الذكور حوالي 8% وحوالي 17% لدى الإناث ، هذا الانتشار الهائل يحفزنا لوصف مفصل لأعراض هذا المرض كما أظهرته بعض الدراسات . أكثر الأعراض تواجداً هي الشعور بالقلق ، والترقب ، والحزن ، والشعور بالضعف العام (60 - 70%) ، بينما تظهر الأعراض الجسمية في نصف هذه الحالات ويكون الربع مأخوذين بهواجس تتعلق بوظائفهم الجسمية وأجهزتهم العضوية المختلفة .

اضطرابات النوم تبدو ظاهرة ومربكة في أكثر من نصف الحالات ، وتتمثل بصعوبة الخلود إلى النوم أو النوم المتقطع وغير المريح . والأعراض الأخرى تشمل الصعوبة في التركيز ، والأفكار الوسواسية والقهرية ، اضافة إلى نسبة قليلة تعاني من حالات الخوف ، وعدم استشعار حقيقة النفس والوجود .

الأعراض الجسمية آنفة الذكر تأتي أكثر ما تأتي على الجهاز الهضمي ، كعدم الإرتياح في منطقة البطن ، والإنتفاخ ، والغازات ، وصعوبة الهضم . وتترافق أيضاً مع ضعف الشهية ، والغثيان ، وآلام في رأس المعدة ، وفقدان الوزن ، وصعوبة البلع وآلام في المنطقة البطنية السفلى الخلفية (الخاصرة اليسرى) . ثم إن أعراض الجهاز

الدموي والقلب موجودة لدى هؤلاء المرضى ، كزيادة الخفقـان ، والآلام الصدرية ، والتوجس من الأمراض القلبية إضافةً إلى الخـدر في منطقـة الرقبـة والكتفين والظهر ، مما يؤكد فكرة المريض الخاطئة حول مرض عضوي مصدره القلب . أما عن الصداع فيوصف من قبل المرضى بصفة الشد أو الضغط أو كألم جاثم أو نابضٍ على منطقة الرأس . وتختلف التعبيرات الجسمية من شعب إلى شعب باختلاف الثقافة والبيئة ومن شخص إلى شخص من نفس البيئة باختلاف خبراتهم ومعرفتهم للأعراض المرضية .

والعكس صـحيح ، وكـما يترافـق القلـق الاكتئـابي مـع أعـراض جسـمية عديدة ، فإن هذا الاضطراب قد يكون استجابة لبعض الأمراض العضوية ، وبما أن هذه العملية التبادلية تحمل على التشويش ، فلا بـد مـن الاسـتثناء للأصل العضوي على الأقل بالفحص السريري للمريض والفحوصات المخبرية الروتينية ، خصوصاً إذا تواجدت لدى المريض أعراض "تجلب الشبهة" لوجود علة عضوية مثل صعوبة البلع ونقصان الوزن .

إن توقع مسيرة القلـق - الاكتئـابي تُـري أن حـوالي نصـف الحـالات قـد تتحسن خلال ثلاثة أشهر ، ونشاهد الربع يمـرون مسـيرةً أطـول تصـل إلى سـتة أشهر ، ويتبقى حوالي الربع بأعراض مستمرة لوقت أطول مـع مـا يرافقهـا مـن مشقة المعاناة وسوء نوعية الحياة .

ولهذا لا بد من التدخل الطبي المناسب في مثل هكذا حالات ،

والرسالة بالأخص موجهة إلى الطبيب العام والذي ـ بحكم وجوده كخط دفاع أول ـ يتعامل مع معظم حالات القلق - الاكتئابي .

ويبدو أن أسلوب الارشاد والدعم والتوضيح من قبل الطبيب هو أجدى من العقاقير خاصة في الأمراض قليلةُ الشدة والقلق الاكتئابي أهمها ، ولا بد أن يستطيع الطبيب أن يوصل فكرة هامة للمريض ، تتعلق بالربط بين أعراضه الجسمية ، وحالته النفسية ، وظروفه المحيطة ، وعلى الطبيب أيضاً أن يشجع المريض على مواجهة محيطه وايجاد بدائل مناسبة لحل مشاكله ، وعلى الطبيب أن لا يتورط باعطاء حلول مباشرة للمشاكل بل أن يوضح الطرق المناسبة لايجاد الحلول بشكل عام ، إذ إن التطوع في مثل هكذا حالات تجرد المريض من فرصته لاقتناص خبرة ممارسة حقه في المواجهة والقدرة على الحل .

ويأتي خيار العقاقير كحل إضافيّ ، حيث العقاقير المضادة للاكتئاب تبدو المرشحة لحالات القلق - الاكتئابي ، بسبب أثرها الثنائي على كلٍ من الاكتئاب والقلق ، وهي تشمل العديد من المجموعات التي أثبتت نجاعتها في هكذا حالات /كثلاثية الحلقات ، مثبطات أحادي الأمين ، والمثبطات الانتقائية لإعادة إمتصاص السيروتونين (SSRI) ، وهي الأكثر تفضيلاً بسبب آثارها الجانبية المفضلة ، كما أن المجموعات الجديدة المضادة للاكتئاب قد بدأت بإعطاء نتائج طيبة ، بل إن بعضها قد تم تسويقه لحالة القلق

الإكتئـابي بالـذات مثـل عقـار Tianeptine والمعـروف بالاسـم التجـاري . (Stablon)

وليبقـى في أذهاننـا أهميـة اقتصـار اسـتخدام مضـادات القلـق ، مثـل البنزوديازبين على بعض الحالات الشديدة وغـير المسـتجيبة ولفـترة محـدودة ، خوفاً من مشكل اخراج المريض من علّة القلـق الاكتئـابي ، وإدخالـه إلى متاهـة أكبر هي متاهة الاعتماد على عقاقير البنزوديازبين.

31 - الاكتئاب والوسواس

الوسواس القهري من الأمراض النفسية المعروفة لدى النـاس والملتصـقة بأذهانهم بزيادة النظافة والتوكيد على الأشياء ، وبالفعل فإن حقيقة الوسـواس بفهمهم تغطي جزءاً من حقيقة وماهية هذا المرض .

الوسواس القهري يصنف بعـض الأحيـان ضـمن طيـف أمـراض القلـق . ذلك أن القلق يشكل الأساس الذي يدفع المصاب بالوسواس أن يفعـل كـذا وأن يفكر كذا . على هذا فالوسواس القهري إما أن يحتوي فعلاً أو أن يحتـوي فكـراً أو الإثنين معاً . وقد جاء تحديد الأفكار الوسواسية بأنها تلك التي تأتي رغماً عن تفكير المريض ولكنها مع ذلك من نتاج تفكيره هو ، لا مزروعة زرعـاً مـن قـوة خارجية كما يحصل في الذهان ، ويعدها الشخص تافهة وغريبة إذ أنها لا تسـير مع نهج تفكيره الذي اعتاد عليه وشاذةٌ على منطقه ،

وبالرغم من إقراره بسخف الأفكار وعدم منطقيتها إلا أنها تأتي رغماً عنه وتستمر رغماً عنه .

من الشائع أيضاً أن تُتبع هذه الأفكار بأفعال تدعى "بالقهرية" والتي تطبق لإخماد حالة التوتر والقلق الناتجة من الأفكار . ولهذا فإننا نرى مريض الوسواس القهري مأخوذاً بخضم أفكار غريبة وربما نستطيع وصفها بالخبيثة ، إذ أنها تأتي بفكرة متناقضة مع مبادئ الشخص ومعتقداته ومثله ، كأن تأتي فكرة الكفر وشتم الذات الإلهية على أفكار إنسان ملتزم دينياً وقائم بالفروض والسنن ، أو أن تدخل فكرة الخوف من التلوث بالجراثيم لدى شخص ترهقه فكرة المرض والعجز وهكذا ، يقوم الشخص المريض بأفعال قهرية تشمل الغسيل المتكرر ، والعد ، والتأكد من إغلاق الأشياء، والتساؤل المستمر غير المنتهي وغيرها الكثير الكثير.

العلاقة بين الاكتئاب والوسواس القهري هي علاقة تبادلية ، والمقصود أن أياً منهما قد يعيش في كنف الآخر . إن مرض الوسواس القهري هو مرض مرهق جداً ومستهلك للوقت والهمة ، ونرى مريض الوسواس موزعاً نفسه بين التفكير والاجترار ، أو باذلاً معظم وقته في الإستحمام لساعات طويلة ، أو نراه في عمله غير قادر على الإنجاز والإتمام لأعماله بسبب مبالغته بالتأكد المستمر والإعادة خشية الخطأ والزلل ، ويقودُ ذلك كثيراً إلى حالة من الاكتئاب يعزوها الشخص للوسواس وتبعاته ، ولكنه اكتئاب يحمل

كل المواصفات الكافية للتشخيص ، ويتعارف بعض الإكلينيكيين على تسميته بالاكتئاب الثانوي (Secondary Depression) ، ذلك أنه قد يكون إستجابة وجدانية لمريض الوسواس الذي يرى نفسه قابعاً في حيز محدود وعالم محدود سقفه الوسواس وأرضه الوسواس ولا غير .

هناك حالات أخرى يظهر فيها المرض ويبتدأ بأعراض اكتئابية، ويتم تشخيصه وعلاجه كحالة اكتئاب ، وكثيراً ما تظهر أعراض وسواسية ضمن اضطراب الاكتئاب تتمثل أكثر ما تتمثل بالاجترار ، وهي اعادة التفكير فيما حصل مع الشخص ولكن بطريقة سوداوية يكتنفها أيضاً إعادات فلسفية لمعنى الحياة وجدواها وأفكار متكررة متعلقة بالموت والبقاء ، فهو إذن اجترار أسود يأخذ صورة وسواسية لكن ضمن إطار ومحتوى الاكتئاب . هذه الحالات تحديداً تغيب فيها الأعراض الوسواسية عند معالجة الاكتئاب .

كما يوجد حالات أخرى يترافق فيها مرض الاكتئاب النفسي- مع مرض الوسواس القهري ، وتبدو كل المظاهر الكافية لتشخيص الاضطرابين موجودة ، وغالباً لا يستطاع التمييز من منهما ابتدأ قبل الآخر أو من منهما يمثل الاضطراب الأكثر إرباكاً وإرهاقاً للمريض، مما يستدعي طريقة علاجية متكاملة تهدف إلى التعامل والعلاج لكل من الاضطرابين معاً .

إن تواجد الأعراض الوسواسية في مرض الإكتئاب شائع لدرجة كبيرة ، بينما يترافق اضطراب الوسواس القهري مع

اضطراب الاكتئاب في عشرين بالمائة من الحالات ، وبالرغم من تعقد الصورة الطبية نسبياً مع وجود التشخيصين معاً ، إلا أن الإحصائيات تشير إلى تناقص نسبة الانتحار في مرضى الاكتئاب المترافق اكتئابهم مع الوسواس القهري ، وذلك لأن الأفكار الوسواسية الدقيقة المنظمة لا تتفق مع تهور فكرة الانتحار .

إن العلاج في مثل هذه الأوضاع المترافقة يشمل بدايةً استخدام العقاقير النفسية ، وبعضُ مضادات الاكتئاب وجدت نجاعتها في الاحتواء والسيطرة على كل من الاكتئاب والوسواس القهري ، وهذا الأخير يستجيب على مضادات الاكتئاب التي تعمل على الموصل العصبي - سيروتونين (Serotonin) ، بينما لا تجدي مضادات الاكتئاب التي تعمل قصراً على الموصل العصبي نورأدرينالين (Noreadrenaline) ، وعلى سبيل المثال فإن إعطاء علاج (Amitryptiline) - وهو مضاد للاكتئاب ويعمل على (Noreadrenaline) يحسن الأعراض الاكتئابية في الحالات المشتركة مع الوسواس القهري ، بينما تبقى الأعراض الوسواسية قائمة ، موجودة وغير متأثرة .

إن مضادات الاكتئاب ثلاثية الحلقات لها دور فاعل في مرضى الاكتئاب المترافقين بالأعراض أو الاضطرابات الوسواسية عن طريق العقار الشهير الأنافرانيل (Clomipramine) العامل أساساً على (Serotonin) والمانع لإعادة امتصاصه إلى الخلية العصبية ، ولكن الأعراض الجانبية المحتملة والمحببة لمجموعة المضادات الانتقائية

لامتصـاص السـيروتونين (SSRIs) والآنـف ذكرهـا ، جعلـت مـن هـذه المجموعة أساس العلاج العقاري للوسواس القهري المترافق أو غير المترافق مـع اضطراب الاكتئاب .

مضادات الاكتئاب الأخرى مرشحة للاستخدام في هكـذا حـالات ، ولكـن الاعتماد عليها وإقرارها في الوسواس القهـري يستلزم خبرة تراكميـة وإثباتـات إكلينيكية وإحصائية .

من المهم أيضاً عدم الانحياز إلى العلاج بالعقاقير عـلى حسـاب العـلاج السلوكي ، والذي تظهـر الحاجـة إليـه بشكل أكثر إلحاحاً في حـالات الاكتئـاب المترافقـة مـع الأعـراض أو الاضـطرابات الوسواسـية وهـي تشـمل التعـرض (exposure) ومنع الاستجابة (Response Prevention) بالإضافة إلى آليـات سـلوكية أخرى كالاعتياد (Habituation) ، واستخدام طرائق التشتيت للأفكـار الوسواسـية (Distraction) .

بعض الحالات النادرة جداً والمستعصية على العلاج الكيماوي والسـلوكي ولمدد طويلة تقاس بالسنين قد يتم اللجوء فيها إلى العلاج الجراحي .

ونقـول إنـه مـن المفيـد في مثل هـذه الحـالات الالتفـات إلى الأعـراض المترافقة مع الاكتئاب ومعالجتها ، وهذا أنفع وأجدى من صرف الوقت والجهد على معرفة أي الاضطرابين كان له السبق في الظهور .

32 - الجوانب القانونية للاكتئاب

إن مرض الاكتئاب كغيره من الأمراض قد يثير بعض المواقف والإشكالات القانونية ، ومن أهم هذه القضايا ما يلي : -

(1) يقوم بعض مرضى الاكتئاب بتوزيع أملاكهم أو التبرع بها على أساس أنهم مقبلون على الموت بالانتحار ، وقد يصل الأمر لفقدان المريض لكل ما يمتلك ، وهنا لا بد أن تثار قضية أهليته للتبرع ومنح الهبات ، وبالتالي إمكانية إعادة الممتلكات إذا ثبت قانونياً أنه لم يكن أهلاً لهذه التصرفات .

(2) إن محاولات الانتحار ، وبأشكالها المختلفة من إبتلاع كمية كبيرة من الأقراص ، أو الغرق ، أوإطلاق النار ، أوالحرق ، قد تثير تساؤلات عن إمكانية وجود طرف آخر مساعد في محاولات الانتحار ، أو أن الانتحار المزعوم كان عملاً جنائياً بمعنى القتل، وبالتالي فإنه من الناحية القانونية لا بد من استثناء مثل هذه الجوانب ، وفي محاولات الانتحار فقد تدخلت معظم قوانين العالم بإلزام المريض بالعلاج .

(3) إلزام المريض بالعلاج : إن مريض الاكتئاب في الحالات الشديدة والذهانية ، قد يرفض كل أشكال المساعدة وقد يصبح من المؤكد ضرورة إدخاله المستشفى بشكل قسري ، وهذا ما يسمح به القانون العام بموافقة ذوي المريض ، وفي بعض الدول يتم الدخول طبقاً لقوانين الصحة النفسية .

(4) القتل رأفةً : المكتئب بشدة قد يقرر أن يقتل زوجته وأطفاله قبل أن ينتحر ، وفي بعض الأحيان لا يتمكن المريض من إكمال الخطة ، فيقتل عائلته ويتم إيقافه أو تنفذ ذخيرته أو تنهار قواه قبل الانتحار ، مما يعرضه للمساءلة القانونية في القتل العمد ، ويطرح سؤال مسؤوليته الجنائية عما فعل ، ولا بد من الأخذ بعين الاهتمام ضرورة التقييم النفسي الفوري ، لمثل هذا المريض لتحديد مسؤوليته من عدمها .

(5) يقوم بعض مرضى الاكتئاب بمحاولات انتحار غريبة مثل أن يعرض نفسه للدهس أمام السيارات ، وهنا ماذا تكون مسؤولية السائق على سبيل المثال ؟ أو أن يدخل منطقة عسكرية ممنوعة فيها ألغام ، أو يحاول اقتحام مكان محروس مما يضطر الحرس لإطلاق النار عليه ، وهذه مواقف لا بد فيها من تدخل الأطباء النفسيين مع رجال القانون لتقييمها ، والعمل على سن القوانين التي تسمح بأخذ هذه الحالات باهتمام تام .

(6) في بعض الأحيان يطلب مريض الاكتئاب للتحقيق أو الشهادة من قبل الأجهزة الأمنية أو العدلية ، ولا بد من التأكد من أن المريض قادر على إعطاء الشهادة بشكلها الصحيح .

(7) السرية المطلقة : كفلت كافة القوانين والأنظمة وأخلاقيات مهنة الطب النفسي هذه السرية ، وأن المريض وحده هو المخول بأخذ تقرير عن حالته ، أو أحد ذويه إذا كانت حالته

سيئة ، وذلك بتقدير الطبيب المعالج بما لا يسيء للمريض ، كما يمكن للجهة المحولة للمريض مثل الشركات والمؤسسات وشركات التأمين ، أن تطلب معلومات كالتشخيص ومدة الإجازة وإمكانية الشفاء . وأما الإدعاء العام (النيابة) أو القضاة فلهم الحق في طلب المعلومات ، إذا كان هناك قضية تعرض أمام المحكمة وللمريض علاقة بها بشكل أو بآخر .

(8) لياقة المريض بالاكتئاب للعمل : قد يطرح هذا السؤال خصوصاً إذا كان المريض يقوم بعمل حساس ، وإذا كان الاكتئاب متكرراً ، أو مستعصيا ، أو مصحوباً بالزهو ، أو تكررت فيه محاولات الانتحار ، ومن الأمثلة على ذلك الأطباء والطيارون ، والعسكريون ، وأولئك الذين يحتلون مواقع مسؤولية كالقضاة والمدراء ورؤساء مجالس الإدارة .

(9) الحجر والوصاية : حيث إن الاكتئاب قد يؤثر في بعض الحالات على قدرة الفرد بالتصرف بأمواله وممتلكاته ، وخصوصاً الاكتئاب المزمن والمتكرر والمستعصي ، فإنه من النادر أن يتطلب الأمر الحجر والوصاية ، وإذا كانت مطلوبة برأي الطبيب المختص والقاضي فهي موجهة لمصلحة المريض وليست ضده ، بحيث يكون هناك رقابة قانونية وحماية لمن يتصرف بأمواله بطريقة يائسة ، أو أن يساق لمثل هذا التصرف من قبل آخرين ، وهذا واقع الحال في المكتئبين من كبار السن ،

الذين قد يبدون وكأنهم يعانون من الخرف عندما يكتئبون ، ولكن في غالب الأحيان فإن الاكتئاب مرض قصير قابل للشفاء لا يتطلب مثل هذه الإجراءات .

(10) هوس السرقة : لقد ثبت أن فئة من الناس الذين يقومون بالسرقات التافهة من المحلات الكبرى ، ويكرر هذا التصرف من هم من السيدات المكتئبات في منتصف العمر ، وفي كثير من الدول فإن تكرار ما يسمى (Shoplifting) لمرتين يقتضي التحويل إلى العيادات النفسية .

33 - الاكتئاب والإدمان

لا شك أنه إرتباطٌ لا يمكن إهماله ، ذلك الذي يجمع بين الاكتئاب والإدمان ، وهذا ما يمكن الإستدلال عليه بالأرقام حيث إن 70% من متعاطي الهيروين وغيره من مجموعة الأفيونات ، يعانون من أمراض نفسية مرافقة وأهمها الاضطرابات الوجدانية-موضوعنا ، ووجود الاكتئاب كذلك لدى أحدهم يمثل بيئة مناسبة لتعاطي الكحول ، والقراءة الرقمية أيضاً تؤكد على ذلك ، فبينما يعاني نصف المعتمدين على الكحول من أمراض نفسية مرافقة ، نجد نسبة غير قليلة من هذه الأمراض تنتمي إلى فئة الأمراض الوجدانية . والوضع مشابه في الإدمان على العقاقير الأخرى .

ولكن يخطر هذا السؤال المهم وهو : ما آلية هـذا الارتبـاط ؟؟ وإلـيكم المقترحات التالية : -

1. إن الإدمان على المواد يُسبب الاكتئاب ويرسبه ، وربما يكون ذلك مقترناً بالتغيرات الكيماوية المحدثة في الجهاز العصبي ، والتي من شأنها أن ترسب اضطراباً كهذا ، ولكن لا نستطيع أبداً حتى هذه اللحظة الإفتاء بآلية دقيقة يمكن الجزم بها لكثافة التعقيد الذي يسيطر على فيزيولوجية الدماغ ، وغموض الارتباط بين مراكز الدماغ وسلوك الإنسان وعواطفه وإنطباعاته . إذن فكل ما نتحدث عنه هو في نطاق النظرية لا الحقيقة غير القابلة للنقد أو التغيير . وربما أيضاً يكون ذلك مقترناً بالآثار الاجتماعية والوظيفية والمالية السلبية الناتجة عن الإدمان في كل مناحي الحياة. فمن المتوقع جداً أن يتمركز نشاط المدمن اليومي على جلب المادة واستخدامها والخلود إلى أثرها والخروج من أثرها ، ومواصلة البحث والتدبير لها تجنباً للأعراض الانسحابية ، وإذا كان الأمر كذلك فأين سيتوفر الوقت والجهد لأمور الحياة الأخرى الأساسية ؟ كيف يستطيع إنجاز عمله أو إكمال دراسته وهو يمحور حياته على العقار وأثره ؟ ، ثم كيف له أن يدبر المال الكافي للعقار المكلف وهو في حالته اللاإنتاجية تلك ، إلا بالركون إلى بيع ما عنده أو الإستدانة أو الجريمة . وعليه فنحن أمام فرد مدمن يواجه بسبب إدمانه ظروفاً عصيبة ومعقدة تستحق إستجابةً وجدانية ، ألا وهي الاكتئاب وما يحويه من

شعور بالذنب والخسارة وانعدام القيمة الذاتية .

2. إن الاكتئاب هو المنتج والمؤهل للإدمان . وهو اقتراح محبب ومرغوب لكثير من الباحثين . فالاكتئاب بأعراضه المزعجة والمربكة يقع صاحبه تحت هاجس التخلص منه ، ويدعوه فكره إلى إمكانية الحلول الذاتية لمشكلته ، وأن علاجه من الممكن جداً أن يكونَ على يده وعلى طريقته . وهو يرى لقلة درايته وثقافته النفسية أن ما يشعر به هو مجرد شعور مزعج نابع من الذات ونتيجة ظروف ، وليستنكر بنية أو بدون نية وجود مرض نفسي، وبحاجة هذا المرض إلى إختصاصي وصاحب دراية . إن لسان حاله في الغالب يقول : ما علاقة ما أشعر به في الطب أو ما علاقة ظروفي الصعبة بهذا الطب المتدخل في كل شيء - الطب النفسي ، إن صاحبنا المكتئب يمر ضمن حالته المرضية بضعف وهشاشة ، تؤثر على قراره وإرادته ومنطقه ، وربما مبادئه ومُثله ، فإن قاده حظّه المتعثر بلقاء مشؤوم مع متعاطٍ أو مروج ، فإن كارثة الإدمان مكتملة العوامل محققة الحصول . والتعاطي قد يبدأ بتحسن مؤقت للمزاج وتحسين حالة المكتئب النفسية ، ولكنه ينتهي وبعد وقت وجيز بل وجيز جداً إلى حلقة مخيفة تقود إلى تضخم حالة الاكتئاب السابقة مضاف إليها مترتبات الإدمان القاسية على البدن والمال والشعور .

3. أن هناك حالة تأهيلية لدى بعض الأفراد تقود إلى كلٍ من

الاكتئاب والإدمان ، وماهية حالة التأهيل تلك تحمل تفسيرات متشابكة ، فهي من ناحية تخالط الجانب البيولوجي للإنسان ، ومن جوانب عدة تشمل عمل المستقبلات العصبية ، والموصلات العصبية والوظائف الدماغية المتخصصة ، وبالرغم من التعقيد الشامل للكثير من التفاصيل ، إلا أن المقترح وجود مستقبلات معينة (مستقبلات الدوبامين على الأغلب) لها وظيفة ترتبط بالرغبة بالتعاطي سواءً كانت هذه الرغبة هي إيجاد شعور طيب لدى الإنسان أو إطفاء وإخماد شعور سيئ ومزعج لديه . وتكون حساسية هذه المستقبلات وقابليتها حسب النظرية متفاوتة من شخصٍ إلى آخر . إن الاكتئاب كشعور سيئ ومزعج يكون بحاجة إلى إطفاء وربما يلجأ مريضنا صاحب القابلية الثنائية لمعالجة نفسه (Self - medication Model) عن طريق التعاطي وعن طريق العبث بمستقبلاته الباعثة على الراحة ، وقد يأتي الارتباط بهذه الطريقة ، وقد دلت دراسات الوراثة أن هناك علاقة وراثية بين اكتئاب الإناث وإدمان الذكور الأقارب .

والوضع البيولوجي ليس كل القصة في حالة التأهيل والاستعداد تلك . إذ قد يمهد البناء النفسي ـ والتربوي للإنسان بيئة خصبة نتاجها الاكتئاب أو الإدمان أو كلاهما . وعلى سبيل المثال تسلك بعض الشخصيات نمطاً إدمانياً بحكم التربية والاشتراط السلوكي والخبرات الحياتية القديمة والحديثة ، ومن الممكن أن تكون هذه الحصيلة مشتركة مع ترسيب حالة الاكتئاب في فترة من

فترات حياة الإنسان ، كما أن للعوامل الدينية دورها في ضبط السلوك والمحيط والبيئة وأسلوب الحياة ، ولذلك تقل معدلات الإدمان والانتحار خصوصاً بين المتدينين .

الشخصية الحدية (Borderline Personality Disorder) جديرة أن تطرق كمثالٍ في هذا الصدد ، إذ أنها تدور في طيف الاضطرابات الوجدانية ، ويشكل الشعور بالفراغ والضيق أحد أهم مكوناتها إضافةً إلى إضطرابات طارئة تمثل المزاج المكتئب ، إن صاحب هذه الشخصية عموماً أكثر ميلاً لتطوير حالة الاكتئاب ، وصاحب هذه الشخصية أيضاً يلجأ إلى أساليب سريعة للتخلص من قلقه عن طريق العبث وسوء الاستخدام لكل الأشياء ، ولعل أهم عناصر سوء الاستخدام هو التعاطي للمواد المدمنة فالإعتماد ، وما يترتب من حالة الإعتماد والأثر السيئ على النفس والجسم .

ناهيك عن شدائد الحياة وإرباكاتها والمشاكل المالية والاجتماعية والتي قد تكون باعثاً للاكتئاب والإدمان في آن واحد . وهذا ما تؤكده الإحصائيات إذ أن أصحاب الأوضاع الاجتماعية المضطربة كالمنفصلين والمطلقين هــم أكثر عرضةً للتعاطي والإدمان ، كــما هــم أكثر عرضة للاكتئاب ونتائجه المؤسفة كالانتحار ، وهــذا مــا يعطي مــؤشراً مهــماً يفيد أن البيئـة المحميـة والداعمـة إجتماعياً واقتصادياً تلعب دوراً لا يستهان به في استقرار النفس وتوازنها وصدها عن الطرائق المتعبة والشاقة لبلوغ الراحة كالإدمان . إن

الأمان الاقتصادي لا يعنى به إطلاقاً يسر الحال وتوفر المال فحسب ، فطالما تمت المشاهدات لميسورين أوقعوا في مصائد الإدمان وتوابعه الشنيعة ، وكانت الوفرة المالية مدعاة للحصول السهل على المواد حيث طوّعت الأموال لأهداف غير سامية ، بهدف العبث وإرضاء حب الاستطلاع غير المطلوب وغير المحبب ، لذلك فلا يكتمل الأمان الإقتصادي إلا ضمن ديناميـة عائليـة واجتماعية متوازنة ، ومن خلال ثقافة رصينة تردع الاستغلال السيّئ ليسر ـ الحال .

إن طريقة العلاج المتبعة في الحالات التي يقترن فيها الاكتئاب مع الإدمان تأخذ بمبدأ الأولويات ، حيث تكون الأولوية الأولى معالجة الإدمان بإزالة السميّة مما يستدعي إشرافاً متخصصاً داخل المستشفى ، ويترافق الانسحاب من العديد من المواد المدمنة مع حالات شديدة من الاكتئاب الثانوي مضافاً إليها حالة الاكتئاب الأصيل المترافق سلفاً مع الإدمان ، وهو ما يحتم التدخل النشيط والمبكر في علاج الاكتئاب . وتكون مضادات الاكتئاب مفيدة جداً في مثل هذه الحالات ، بل إن لبعض مضادات الاكتئاب كمجموعة المثبطات الإنتقائية لإعادة امتصاص السيروتونين (SSRIs) ، أثراً محبباً آخر يتمثل بقمع حالة الرغبة والاشتياق للمواد المدمنة ، والتي تصل أوجها في مرحلة لاحقة من العلاج . فكأننا بهذا الإستخدام نضربُ عصفورين بحجر واحد ، وكأننا أيضاً نصل إلى استنتاج حقيقة تتعلق بالاشتراك البيولوجي للعطل الموجود بين حالة الاكتئاب وحالة الإدمان .

إن طرق العلاج النفسي لها أثرٌ مهم في هكذا حالات ، وتتوجه الأساليب السلوكية والمعرفية نحو كشف الاشتراط غير السليم ، وإجراء التعزيز المناسب والتنفير إضافة إلى تغيير الأفكار التلقائية الخاطئة المغروسة في تفكير المدمن المكتئب .

ويرى بعض الباحثين أن إنخفاض نسبة الاكتئاب لدى الذكور منها في الإناث هو سبب سهولة لجوء الذكور عند اكتئابهم إلى التعاطي (خاصة للكحول) ، حيث قبولها اجتماعياً لدى الرجال أكثر من السيدات في الثقافة الشرقية والعربية ، ويتم التعامل معه طبياً "ككحولي" ، ويخرج من إحصائيات الاكتئاب مما يقلل النسبة ظاهرياً ، ولهذا فإن مجتمع الذكور يدخل في غياهب الإدمان ، ويصعب خروجه لغياب التقييم والعلاج لعلته النفسية ألا وهي الاكتئاب .

بقي أن نقول إنه لا يعنينا عملياً من هي العلة الأصل في شراكة الإدمان - الاكتئاب ، والتطرق السالف ذكره لنظريات الارتباط هو من باب تأكيد وجود الارتباط لا الغوص والإسراف في فلسفته . ما يهمنا إذن هو أن لا يغفل علاجياً أحد الأمراض لمصلحة الآخر وأن يدق الإدمان ناقوس الخطر لإمكانية اكتئاب كامن ومجهول في نفس الشخص ، والعكس صحيح كذلك .

34 - اكتئاب النفاس

نوبات الكآبة الخفيفة والعابرة "blues" أمر شائع نسبياً خلال الأربع والعشرين ساعة الأولى بعد الولادة ، وتصل الأعراض قمتها خلال 72ساعة ، حيث لا تبدي السيدة أي اهتمام بالوليد الجديد كما تعاني من الأرق ، وعلى الأغلب أن تشعر السيدة بالذنب لشعورها بالكآبة في الوقت الذي يجب أن تكون فيه سعيدة وعادة ما ترفض مناقشة مشاعرها تجاه المولود . وغالباً ما تصيب هذه الحالة السيدات في الولادة الأولى . وهذه الحالة لا تحتاج إلى العلاج وتنتهي تلقائياً خصوصاً إذا كانت السيدة تعرف أن هذا أمر يحدث .

في التصنيفات الحديثة للأمراض النفسية لا يُفرد قسم خاص لاكتئاب النفاس ، إنما قد يستعمل النفاس في توصيف أية حالة مرضية من قبيل الاكتئاب أو الزهو أو الذهان ، وذلك إذا ما حدث أي منها خلال الأربعة أسابيع الأولى من الولادة .

وفيما يتعلق بحالات الكآبة المرتبطة بالنفاس ، فإن التقدير بأنها تصيب من 10-15% من النساء بعد الولادة ، وأن معظم هذه الحالات تحدث في أول أسبوعين من النفاس .

وهناك بعض الارتباط بين إكتئاب النفاس وبعض الأحداث والظروف المهيئة له مثل صعوبات الحياة المختلفة لفترة قريبة من الولادة ، أو صغر السن ، أو البعد عن الزوج ، أو وجود تاريخ مرضي سابق .

الدراسة المثيرة للجدل قام بها فريق (Cooper et al.1988)حيث تم فحص 483 سيدة حاملاً في ستة أسابيع من موعد الولادة، ومن ثم أعيد الفحص خلال 3 ، 6 ، 12 شهراً بعد الولادة وكانت النتيجة أن نسبة حدوث الاكتئاب في العينة كانت لا تزيد عن نسبة الحدوث العامة بما ينفي أي أثر للولادة والنفاس على إحداث الاكتئاب.

ومن حيث مآل هذه الحالات فإن 90% منها يشفى خلال شهر فيما قد يطول علاج بعض الحالات .

وتعالج حالات اكتئاب النفاس مثل علاج حالات الاكتئاب الأخرى مع التركيز على الرعاية النفسية ، والدعم المعنوي ومراعاة أثر العلاجات على المولود في حالات الرضاعة الصعبة ، وقد ثبت مؤخرا سلامة أدوية مثل (Seroxat)- Paroxetine حين تستعمل من قبل المرضعات.

35 - الاكتئاب الموسمي والاكتئاب غير النموذجي

الاكتئاب الموسمي أو seasonal affective disorder"SAD"هو نوع من أنواع الاكتئاب يحدث في الشتاء في حين يكون المزاج طبيعياً في الصيف .

ومنذ العام 1984 حيث قُدِّم هذا المرض وعرف لأول مرة في

دراسة روزنثال (Rosenthal et al 1984) ، حدث تقدم كبير في الأبحاث المتعلقة بموسمية بعض الأمراض والانتكاسات النفسية ، وخصوصاً اضطرابات المزاج . وقد تناولت الدراسات أعراض المرض وانتشاره وأسبابه وطبيعته وأساليب العلاج بالضوء المستخدم لعلاجه.

ومن حيث أعراض الاكتئاب الموسمي فإنها على الراجح نفس أعراض الاكتئاب غير النموذجي ، حيث يعاني المريض من كثرة النوم دون الشعور بالراحة ، كما تزداد الشهية للطعام وتحديداً للمواد الكاربوهيدراتية ، وينجم عن ذلك زيادة الوزن ، أما بقية الأعراض من الحزن ، والتشاؤم ، وفقدان الهمة والنشاط فهي مثلها في الاكتئاب العادي .

إن درجة التشابه الكبيرة بين الاكتئاب غير النموذجي والاكتئاب الموسمي دفعت بالعديد من الباحثين الى دراسة أوجه التداخل بينهما ، فهناك سلوك موسمي في 63% من المرضى المشخصين كحالات اكتئاب غير نموذجي ، والعكس كان صحيحا حيث وجد ارتفاع ذو مغزى في الأعراض غير النموذجية لدى مرضى الاكتئاب الموسمي ، كما أثبتت دراسات أخرى اشتراك المرضين بنفس المُهيِّئات الجينية والوراثية .

وأما عن أسباب الموسمية فإن الدراسات العديدة لم تصل الى نتائج قاطعة حولها، وتبقى معظم التفسيرات في مجال الفرضيات المحتاجة

لمزيد من الأثبات والتعزيز ، منها ما ينسب المرض الى اضطراب في الساعة البيولوجية للمريض ينجم عن أو يؤدي إلى اضطراب في عمل السيروتونين في الجهاز العصبي ، كما بحثت بعض الدراسات في التغيرات الحاصلة في أكثر من منطقة دماغية وذلك من خلال التصوير الدماغي باستخدام الـ PET (Posiron emission tomography)، حيث وجدت بعض التغيرات في القسم الجبهي والصدغي من الدماغ ، (temporal & frontal lobes) .

ويعالج الاكتئاب الموسمي بواسطة الضوءPhototherapy ، حيث تستعمل بعض الأجهزة لتعريض المريض للضوء بجرعات وموجات محددة .

إضافة إلى ذلك يمكن استعمال مضادات الاكتئاب العادية ، وقد أثبتت الدراسات أن بعض العقارات مثل (Cipram و Prozac) لها فعالية عالية في علاج المرض ، كما ذهبت دراسات أخرى الى الفائدة المضافة لاستخدام الضوء والدواء معاً.

36 - الاكتئاب في الكوارث والحروب

غالبية الأشخاص الذين يتعرضون لظروف قاسية في الكوارث والحروب يتجاوزون ذلك ، وقد يعانون في هذه الأثناء من بعض التوترات والاضطرابات العابرة .

البعض الآخر قـد يكـون عرضة لاضطراب نفسي ـ طويل المدى قد يتطلب تداخلاً علاجياً ، وقـد يكون الاضطراب النفسي ـ ناتجاً عـن الإصابة الجسدية المباشرة في الحرب أو الزلزال مثل المضاعفات النفسية للإصابة في الرأس ، وفي حالات أخرى يكون كرد فعل مباشر للتجربة مثل حالات اضطراب عقبى الكرب (Post) traumatic stress disorder .

وتعتمد حدة الاضطراب النفسي ـ على مجموعـة عوامـل منهـا طبيعـة الكارثة وتداعياتها ، أو حرب ، أو زلزال ، أو بركان أو تسمم أو إشعاع.....إلـخ ، كما تعتمد على درجة إصابة الفرد ومدى تعرض حياته للخطـر وكذلك عـلى ديمومة الأثر الاجتماعي الذي تتركه.

ومن الاضطرابات النفسية المترتبة على الكوارث والحروب نذكر : -

1) الاضطرابات النفسية عضوية المنشأ : الناشئة عن إصابات مباشرة للدماغ .

2) اضطراب القلق الحاد .

3) اضطراب المقدرة على التكيف .

4) إساءة إستعمال المؤثرات العقلية مثل مهدئات ، كحول ....

5) الاكتئاب

6) اضطراب عقبى الكرب .

7) حالات القلق العام .

8) تفاعلات حسرة الحداد .

وبالنسبة لموضوعنا "الاكتئاب" ، فإن حدوثه يكون على الأغلب في الفترة الممتدة من 6-12 شهر بعد الكارثة وقد يعد ذلك رد فعل الناجين للإصابة ، أو للمشاعر المثيرة لها ، أو لدورهم في حدوثها ، وأحياناً تحدث الكآبة بسبب ضغوطات مترتبة على نتائج الحادث ، أو المفاوضة على التعويضات ، أو فقدان الوظيفة ، أو العمل مثل دمار المصنع أو المؤسسة ، أو خسارة الممتلكات

.

وفي حالات كثيرة يترافق الاكتئاب مع تعاطي المؤثرات العقلية "يشرب لينسى ما حدث!" أو يأخذ الحبوب لينام ! وخصوصاً إذا رافق الإكتئاب أعراض عقبى الكرب ، وكأن يعيش الحدث أكثر من مرة أو أن يسيطر على أحلامه أثناء النوم .

ويتجه الطب النفسي- الآن الى التدخل السريع في أعقاب الكوارث مباشرة ، وذلك من أجل المساعدة الفورية للمجموع واكتشاف الأشخاص الأكثر عرضة للتأثر المزمن والسعي لتدبير أمورهم على المدى البعيد .

وفي حال الإصابة الفعلية بأي اضطراب نفسي- يتم التدخل العلاجي التقليدي مدعماً بالعلاج النفسي وذلك حسب الحالة .

37 - الاكتئاب بين الشعوب

هل تتباين نسبة حدوث الاكتئاب من شعب لشعب ؟ وهـل تختلـف الأعراض وتعبيرات الاكتئاب بين الشعوب ؟ .

للإجابة على هذه التساؤلات أجريت عدة دراسات مسحية ، كان أهمها وأوسعها تلك التي أجرتها منظمة الصحة العالمية

WHO (Sartorios etal.1980; Jablensky etal.1981: who, 1983). (Sartorios etal.1980; Jablensky etal.1981: who, 1983).

فقد أجريت هذه الدراسة على خمسمائة وثلاثة وسبعين مريضاً مـن خمسِ دول : كندا ، والهند ، وإيران ، واليابـان وسويسرـا حيـث فحـص المـرضى وأستجوبوا من قبل أطباء خبراء باستعمال مقيـاس موحـد هـو جـدول منظمـة الصحة العالمية للتقييم المعياري لاضطراب الاكتئاب

(The WHO Schedule for standardized Assessment of Depressive Disorders {SADD}).

وقد أستعمل في جميع المقـابلات معيـار تشخيصيـ واحـد (Diagnostic Criteria) لتقرير حالة الاكتئاب.

وقد أظهرت النتائج أنماطاً متشابهة للاضطراب الاكتئابي عبر الشعوب ، فيما عدا بعض الفروق ذات المغزى فمثلاً كانت نسبة الشعور بالـذنب حوالي 68% في العينة السويسرية ، في حين تدنت

الى 32% في العينة الإيرانية ، وقد وصلت نسبة الأفكار الانتحارية الى 70% في العينة الكندية في حين نزلت الى 40% في العينة اليابانية، أما التعبيرات الجسمانية عن الاكتئاب فقد تباينت من 57% في العينة الإيرانية الى 27% في العينة الكندية . وقد توافقت نتائج هذه الدراسة مع مجموعة من الدراسات التي أجريت في العديد من المجتمعات والثقافات اللاغربية (أفغانستان ، والعراق ، والهند ، وإندونيسيا ، واليابان ، ونيجيريا ، والفلبين والصين (Marsella etal,1985;Kleinman 1982) حيث أظهرت هذه الدراسات زيادة في الشكاوى والأعراض الجسمية ، وتناقصاً في الأعراض النفسية حيث طفت الأعراض الجسمية على المرض ، فعلى سبيل المثال كان هناك تناقص ملحوظ وذو مغزى في شكاوى من قبيل الشعور بالذنب وتحقير الذات والأفكار الانتحارية .

وبالمحصلة فان الدراسة أثبتت أن الأعراض الرئيسة للاكتئاب وهي المزاج الحزين والاضطراب بالأداء الفسيولوجي مثل النوم والشهية للطعام والهبوط في مستوى الأداء والطاقة ، لا تختلف كثيراً بين شعب وآخر في حين تتباين الشكاوى الجسمنفسية ، والشعور بالذنب ، والأفكار الانتحارية واضطراب أنماط التفكير من شعب لآخر.

38 - كيف يمكن أن أساعد نفسي ؟

من طبيعة مرض الاكتئاب خلافاً لأمراض نفسية أخرى ومعظم الأمراض العضوية ، أن اليأس وفقدان الأمل والتقاعس والتي هي من أعراض الاكتئاب ، تصبح في كثير من الأحيان عائقاً من أن يقوم مريض الاكتئاب بعرض نفسه على الطبيب ، واتباع الإرشادات والعلاجات والفحوصات ، وكل ما تتطلبه حالته .

ولذلك فإن الخطوة الأولى في تقبل مريض الاكتئاب لفكرة التشخيص والعلاج من قبل الطبيب المختص هي خطوة مهمة ، والتي يمكن أن تعد مفترق طرق لمريض الاكتئاب ، فهناك من المرضى من تمر عليه الشهور والأيام ، وحتى السنوات وهو متقاعس ، ويائس ، وغير مبالٍ ، ويتخذ القرارات الخاطئة ، ويعزو حالته للزواج فيطلق ، أو يعزوها للعمل فيستقيل ، أو للبيت فيرحل ، وإلى ذلك من مسلسل القرارات الخاطئة التي تزيد من قسوة الظروف ، والهم ، والغم ، والنكد، وتفاقم الاكتئاب بشكل واضح .

ومريض الاكتئاب الذي يريد أن يساعد نفسه ، لا بد أن يفهم أن طبيعة هذا المرض هي التي تمنعه من طلب العلاج ، وبالتالي فإنه في اللحظة التي يصل فيها إلى العلاج ، يكون قد تحدى أحد أعراض هذا المرض ، ثم بعد ذلك لا بد للمريض من أن يفهم حالته ، وأن يتقبل الإرشادات التي تعطى له ، ويتعاون فيها ، وعلى سبيل المثال ففي بعض الأحيان تكون الإجازة ضرورية من

العمل ، وفي أحيان أخرى يكون العمل أكثر ضرورة ، وهذا لا بد أن يترك لرأي الطبيب الخبير ليحدده ، وعادةً يلجأ مريض الاكتئاب لقضاء الوقت الطويل في الفراش ، والانزواء بعيداً عن الناس ، وهذه تزيد من أفكاره السلبية وهبوط معنوياته ويأسه وقنوطه ، ولا بد لمريض الاكتئاب من أن يتبع التعليمات التي تعطى لجدولة يومه، وتوزيع أوقاته ، وتناول الطعام في مواعيده حتى لو لم تكن الشهية تساعد على ذلك ، ومحاولة تنظيم أوقات النوم قدر الاستطاعة ، وإذا كان هناك من نصائح مثل الابتعاد عن المشروبات الكحولية أو المهدئات أو المؤثرات العقلية المختلفة ، فلا بد من قبولها لأن بعض هذه المواد ستزيد من الاكتئاب ، وتمنع أي معالجة فعالة له .

ومن الأمور التي تلفت النظر دائماً ، أنه رغم التوضيح المتكرر بأن العلاج لن يبدأ مفعوله فوراً ، وأن الاكتئاب لن ينتهي بين ليلةٍ وضحاها ، ولا بد للمريض من أن يصبر لأسبوعين أو أكثر حتى يبدأ العلاج يُظهِر مفعوله ، وأن هذا لا يعني شفاء بل يعني بداية التحسن ، إلا أنه كثيراً ما يتناول المريض علاجه ليومين أو ثلاثة ويقطعه لأنه لا يشعر بتحسن ، وإذا كان شعور مريض الاكتئاب بأنه قد تجاوز كل أمل في المساعدة ، وأنه كمن سجن في صندوق حديدي مغلق وضاع في قاع المحيطات ، لا يمكن لأحد الوصول له أو إنقاذه ، فإنه لا بد في نفس الوقت أن يتفهم ويتقبل أنه ليس أول البشر الذين يمرون في مثل هذه الحالة ، وأن ما يقوله الطبيب المختص هو كلام علمي مدروس ، وقد جرب مع ملايين

البشر في كافة أنحاء الأرض .

كما يلاحظ أن بعض مرضى الاكتئاب يعدون أن تناولهم لأقراص علاجية يعفيهم من كل المهام الأخرى ، وهو يجلس ينظر للساعة منتظراً أن تقوم هذه الأقراص بمفعولها السحري الفوري ، وهذا وهم لا بد من تخطيه ، لأن العلاج بالعقاقير ومضادات الاكتئاب يجب أن يترافق مع العلاج النفسي- والاجتماعي وممارسة الرياضة واتباع جدول يومي للحياة ، والبحث عن كل ما يمكن أن يكون قد ساهم في حدوث الاكتئاب أو إستمراره ، وهذا يعني أن المريض لا بد أن يكون واضحاً صريحاً مع طبيبه لا يراوغ ولا يخفي ، فإن الإخفاء في النهاية لن يساهم في تحسن حالته وشفائه بل على العكس. وبعد أن يتحسن مريض الاكتئاب ، ويشعر أنه قد بدأ يعود لنفسيته الطبيعية وقدراته العادية ، كثيراً ما يحاول أن ينفي أثر العلاج في ذلك ، وأنه هو وحده مَن تمكن من تخطي الأزمة فيقوم بوقف العلاج ووقف المراجعات للطبيب ، مما يوقعه في انتكاسة سريعة ويدخله في اكتئاب أشد .

وهناك من المرضى من أمضى- سنوات طويلة بين مدٍ وجزر ، علاج لشهرين أوثلاثة ، وتوقف لشهرين أو ثلاثة ، وهكذا مما جعل مرضه مزمناً مستعصياً ، وجعل هذا المرض يدمر حياته العملية والأسرية والدراسية والاجتماعية بكل الأوجه والمسارات . ولا بد أيضاً من التشديد أن على المريض بالاكتئاب عدم إيقاف علاجه إلا

بأمر من الطبيب ولا توقف مراجعاته إلا بأمر من الطبيب ، وقد يكون اكتئابه من النوع المتكرر الذي يحتاج إلى علاج وقائي طويل الأمد ، أو أن تكون هناك أعراض مصاحبة للاكتئاب ، يرغب الطبيب في وضع خطط علاجية لها بعد الإنتهاء من حالة الاكتئاب .

ويلاحظ أيضاً أنه بعد إنتهاء حالة الاكتئاب ، فإن المريض يعود للتراخي في متابعة الحياة الصحية ، يترك الرياضة ، ويعود للتدخين ويبالغ في إبتلاع المهدئات ، ويقدم على التصرفات الطائشة والقرارات غير المدروسة ، وهي التي أصلاً أوقعته في الاكتئاب ، ويبدأ في معاقرة الخمر أو تعاطي المهدئات والمنبهات والمنشطات والمخدرات مما يجر عليه نوبة اكتئاب جديدة .

إن السؤال الذي يطرحه معظم مرضى الاكتئاب على الطبيب " هل سبق أن رأيت يا دكتور مثل حالتي وهل عولجت وشفيت؟ " متناسيًا أن أي طبيب نفسي يقضي نصف وقته وحياته في معالجة الاكتئاب .

ومن الأمور الواضحة في مجتمعنا العربي أن الناس لها رأي غير مبني على أسس علمية أو منطقية ، فهناك من يحمل رأياً بأن الطب النفسي ـ ليس علماً وأن عليه مراجعة طبيب الأعصاب ، ويأتيه صديق أو قريب لينصحه بأن اللجوء إلى الله هو الحل ، وأن ذلك يعني زيارة المشعوذين ، وكأن المشعوذين هم الوسيلة للجوء إلى الله سبحانه وتعالى ، والأصح أن يكون اللجوء إلى الله تعالى

بالاستعانة بالعلاج والدعاء وأداء الصلوات وقراءة القرآن الكريم .

من المستغرب أيضاً أن مريض الاكتئاب يكون قد وصل إلى الطبيب النفسي الخبير المعروف ، ثم يعود ليسأل نصيحة قريب له يدرس الطب ، أو آخر أنهى دراسته كمساعد صيدلي ، أو كمساعد ممرض ، أو آخر سبق له وأن عمل في مجال علم النفس أو علم الاجتماع ، وهذا ما يسبب الكثير من المعاناة للمرضى وذويهم عندما تتشتت الأفكار وتتعدد الاجتهادات والاقتراحات والحلول ، فهذا يؤكد لهم أن المريض لن يشفى إلا في دولة متقدمة ، وذاك يقول إن هذا ليس مرضاً بل هو ضعف ، ويحمل المريض مسؤولية هذا الضعف ، وآخر يهدد المريض ويتوعده بأن كل ما سيأخذه من علاج سيؤدي به إلى الإدمان ، حتى أن الطبيب النفسي يقف محتاراً أمام المريض وذويه وهم يحملون كل الاقتراحات ويريدون أن يضيفوها إلى حزمة المعالجة الطبية النفسية .

ومن الشائع أن يقوم المريض بتغيير الطبيب كل بضعة أيام أو أسابيع ، حتى دون أخذ تقرير من الطبيب الأول فالثاني فالثالث فالرابع ، وينتقل من بلد إلى آخر طلباً للعلاج ، ويصل إلى نقطة يكون قد راجع فيها كل الأطباء النفسيين ، لكنه بالفعل ليس تحت إشراف ومسؤولية أياً منهم ، ويصبح هذا المريض صعباً في العلاج يعاند ويخالف طبيبه في كل رأي وهذا ليس من مصلحته . ولا شك أن المريض الذي يتعاون مع طبيبه ، ويساعد نفسه بالطريقة

الصحيحة يصل إلى الشفاء والتحسن أسرع بكثير من المريض غير المتعاون وغير المقتنع ، والذي لا يأخذ بأي إرشاد أو نصيحة ولا يكمل أي علاج .

39 - هل يمكن العلاج دون عقاقير ؟

من الممكن أن يتم علاج بعض حالات الاكتئاب دون العقاقير ، وخصوصاً إذا كان الاكتئاب بدرجة بسيطة أو متوسطة ، ومن أهم وسائل العلاج اللادوائية ما يلي : -

(1) العلاج النفسي المعرفي : وهو أحد أشكال العلاج النفسي- الفعال في حالات الاكتئاب ، والذي يقوم على تغيير التفكير السلبي الخاطئ ، وإذا تم استبدال هذا التفكير فمن الممكن أن يتحسن المزاج ، ويتم هذا العلاج على أيدي المختصين الخبراء، ويكون بالعادة بمعدل جلسة أسبوعية ، وقد تتراوح الجلسات من 12 - 48 جلسة .

(2) العلاج الديني : لا شك أن المؤمن يستفيد من إيمانه ، ومن قراءة القرآن الكريم والصلاة واللجوء إلى الله العلي القدير طلباً للمساعدة ، ويكون هذا الوازع مانعاً للأفكار الانتحارية وباعثاً للأمل .

(3) العلاج الاجتماعي : وأهم ما فيه التكيف مع الظروف

الاجتماعية والبيئية الصعبة ، وبناء نظام يومي وأسبوعي للحياة ، حتى في الأمور التي لا يرغب بها مثل زيارة الأقارب والتواجد في الأفراح والأتراح ، كما يمكن التدخل في العلاقات الشائكة بين المريض ومن حوله كالوالدين أو الزوجة والأبناء.

والسؤال الذي يطرح عادةً : كيف لهذه العلاجات غير الكيماوية أن تساعد على شفاء مرض فيه خلل كيماوي؟ . وواقع الأمر أنه لا يوجد أي غرابة . فالعلاج النفسي والاجتماعي والديني والرياضة وغيرها من الأساليب ، لا بد أن يصل معناها وأثرها للدماغ ، وفي الدماغ فإن كل شيء يحول ويترجم إلى كيماويات . فإن ذكر الله بالنسبة للمؤمن يساعد على تحفيز جهاز المناعة ، ويؤثر على الأفيونات الطبيعية داخل الدماغ والتي تعطي أثراً مسكناً ومهدئاً وبانياً ، وبالتالي تؤثر على الناقلات العصبية الكيماوية .

وعلى ذلك لماذا نستعمل مضادات الاكتئاب ؟ إن مضادات الاكتئاب ليست بديلاً عن ما سبق ذكره من علاجات بل رديفاً متوافقاً يسارع الشفاء ويؤكده ، ويبقى عليه المريض لفترة وقائية لاحقة .

ويقول البعض إنه كثيراً ما تعرض للاكتئاب وكان يزول لوحده ، مثل النساء اللواتي يتعرضن للاكتئاب عند الولادة ، وهذا صحيح فقد يكون الاكتئاب قابلاً للشفاء التلقائي في بعض

الحالات، ولكنه أيضاً قابل للتكرار ولا بد من التعامل معه على هذا الأساس ، مثل ما ورد سابقاً عن معالجة الاكتئاب المتكرر .

والحديث عن العلاجات البديلة أصبح شائعاً هذه الأيام ، من الحديث عن الإبر الصينية إلى بعض الأعشاب ، وحمامات الساونا والبخار والمساج وغيرها ، ولا شك أن لها بعض الأثر ولكن ليس بالضخامة التي توصف ، وخصوصاً في قضية الأعشاب ، فبعض الأعشاب المستعملة في العالم تبين أن لها أثراً مضاداً للاكتئاب ، ولكن مع الأسف فإن أعراضها الجانبية أكثر من مضادات الاكتئاب الحديثة ، والبحوث العلمية تُجرى على قدم وساق في كل أنحاء الأرض ، والطبيب النفسي يتابع النتائج ، ولكن تمسك بعض الأطباء بعقاقير معينة تنطلق من نتائج البحوث العلمية والخبرة التراكمية العملية . ومن المفضل دائماً أن يكون الطبيب المعالج على اطلاع كامل من قبل مريضه على كل ما يتعاطاه ، فليس هناك فصلٌ بين علاج الطبيب وعلاج القرآن الكريم والعلاج بالأعشاب أو اليوغا .

40 - العلاجات البديلة

نؤكد مرةً أخرى ما شاع في السنوات الأخيرة من ظاهرة البحث عن العلاجات البديلة للطب ، وخصوصاً الأعشاب ، بدعوى أنها مواد طبيعية لا تؤذي الجسم ، ولن يغيب عن بالكم

البعد التجاري لهذا الأمر ، فالأعشاب والنباتات الطبيعية التي لها تأثيرات طبية يكون فيها مواد كيماوية تعطي هذه الآثار . وبالتالي أصبح الأمر وكأن تناول قرصٍ من طبيب فيه مخاطرة ، ولكن مجموعة من الكيماويات بعشبه خضراء لا يعرف ما فيها من الكيماويات ولا مقاديرها ولا آثار كل منها ـ ويا للعجب ـ لا تشكل أي خطورة ، وهي مغالطة واضحة ومكشوفة ، مما فتح الباب أمام العديد من أشكال العلاجات البديلة الأخرى في الطب عموماً والطب النفسي ـ خصوصاً . وبالتحديد في الاكتئاب والقلق النفسي ، وسوف أستعرض بعضاً من هذه العلاجات ومدى فائدتها .

(1) التنويم المغناطيسي (Hypnosis) :

بدأ استعماله في الطب في القرن التاسع عشر ، واستمر في القرن العشرين ، وأصبح من المفهوم أنه يعمل على أساس التركيز والاسترخاء ، إذن هو ليس نوماً وليس مغناطيسياً ، بل هو درجة عالية من الاسترخاء والتركيز على النفس . والذي يؤدي لوقف المسارات العصبية الصاعدة إلى الدماغ والتحكم في بعضها ، وهو مفيد جداً في تخفيف الألم ومساعدة أطباء التخدير والأسنان ، وفي الطب النفسي ـ يكاد ينحصر ـ استعماله في الهستيريا ، أما في الاكتئاب فهو غير مفيد ، وإذا كان الاكتئاب ذهانياً فقد يكون التنويم ضاراً .

(2) التدليك (Message) :

التدليك من الممارسات القديمة المتجددة ، ويعمل بلا شك

على رخي العضلات وتنشيط الغدد العرقية ، وتحفيز الدورة الدموية ، وإعطاء شعور من الراحة ، خصوصاً في حالة وجود شد عضلي أو تشنجات في عضلات الجسم المختلفة . وقد يكون مفيداً لأي إنسان مرهق أو متوتر ، ولكن ليس له أثر حقيقي في الاكتئاب.

(3) حمامات البخار المعطرة (Aromatherapy) :

عرفت حمامات البخار والتدليك منذ قرون ، وقد وجدت هذه المعالجات في المستشفيات النفسية في العصر الأموي والعباسي ، وهي مريحة وتبعث على الاسترخاء والانتعاش ، ولكن الأثر المضاد للإكتئاب ليس قائماً ، أما إذا كان مريض الاكتئاب يرغب في حمام البخار المعطر والتدليك ، فإن هذا مفيد ضمن برنامجه اليومي ، خصوصاً إذا كان هذا بعد ممارسة الرياضة ، وكل هذا ليس بديلاً عن المعالجة المباشرة للاكتئاب . هناك بعض التقارير عن استعمال معطرات الحمضيات بالإضافة إلى العلاج العادي للاكتئاب ، ودلت تلك التقارير على الإسراع في تجاوب المريض .

(4) الوخز بالإبر الصينية (Acupuncture) :

هذه المعالجة القديمة ، ثبت أنها تعمل على إفراز الأفيونات الداخلية في الدماغ ، فهي تخفف الآلام وتريح أعضاء الجسم المختلفة ، ولكن أثرها لا يدوم ، ولا بد من تكرارها ، وأما دورها في الاضطرابات النفسية والاكتئاب فهو غير قائم حتى الآن .

(5) الكـــي :

من المعالجات العربية القديمة وتعتمد على كي المكان الذي يصـدر منـه الألم ، وكثيراً ما كوي الصدر بسبب الإعتقاد أن الشعور بالضيق يكون في الصـدر ، ومعروف أن الكي يسبب ألماً وحرقاً يشتت انتباه المريض عن العلة الأصلية ولا يعالجها .

(6) التغذية :

في كثير من مرضى الاكتئاب هناك ضعف شهية للطعام وقد يكون هناك نقص في الـوزن ، ويكـون المـريض بحاجـة عنـد ذلـك لتحسـين تغذيتـه . ومـن المعـروف أن نقـص فيتـامين ب-6 وفيتـامين ب-1 وفيتـامين ب-12 قـد يسـبب الاكتئاب ، ولكن نقصها في الشخص الذي يتناول غـذاءً معقـولاً لا يحـدث . أمـا فيتامين ب-12 فمن الممكن أن يحـدث نقـص فيـه رغـم أنـه متـوفر بالغـذاء ، وذلك عندما يكون هناك خلل في امتصاصـه ، عنـد مـن يعـانون مـن إلتهابـات معدية مزمنة . وينصح الـبعض بتنـاول أحـماض أمينيـة وفيتـامين ج ، وهـذا لا يفوق تركيز المريض في غذائه الاعتيادي على تناول البروتين وحبة برتقال أو كوب من عصير الليمون يومياً أو كل بضعة أيام .

(7) المعالجة بالضوء :

يستعمل الضـوء في عـلاج الإكتئـاب الشـتوي الموسـمي ، وهنـاك جهـاز يصـدر ضـوءاً صـناعياً يشـبه أشـعة الشـمس بأطيافهـا مـا عـدا الأشـعة فـوق البنفسجية ، ولكن الأعراض قد تعود إذا توقف

استعمال الضوء وفي بعض المرضى فإنه يستعمل مـن شـهر أكتـوبر (تشرين أول) وحتى إبريل (نيسان) ، وذلك وقت الإفطار صباحاً. وعموماً فإن مرضى الاكتئاب العاديين ، ينصحون بالتعرض للشمس لكن ليس في البلاد الحارة ، ذلك أن الجلـوس إلى جانـب الشباك أو التمشي ـ في ضوء الشـمس يعدّ مـن العوامل المفيدة ، وفي بلادنا المشمسة فلا داعي لضوء صناعي غالباً .

(8) النباتات الطبية

(سانت جونز ورت (St- John's Wort)

مـن أكـثر النباتـات شيوعاً في معالجـة الاكتئـاب ، وقد دلت بعـض الدراسات على فعالية بسيطة في حالات الاكتئاب الخفيفة والمتوسطة، ولهذا النبـات أعراضـه الجانبيـة مثل الحساسـية الزائـدة للضـوء ، والحساسـية ، واضطرابات الجهاز الهضمي ، والنعاس ، وجفاف الفم . ويبدو أنه يعمل عـلى منع امتصاص السيروتينين والنورأدرينالين في المشبك العصبي ، ولهـذا النبات تفاعل مع أحد مضادات الذهان وهـو أولانـزابين Olanzepine، ويرفـع نسبته بالدم ثلاثة أضعاف ، وهو خطر في الحمل والرضاعة . كما أن آخر الدراسات أثبتت عدم فائدتها في علاج الاكتئاب شديد الحدة .

(كافا) Kava (Piper Methysticum)

ويستعمل للقلق أكثر مـن الكآبـة ويعتقد أنه يعمل عـلى النـاقلات العصبية المهدئة وبجرعة 200 - 600 ملغم ، ومن آثاره

الجانبية النعاس وعدم التحكم في قيادة السيارات ، وفي الجرعات العالية قد يؤدي إلى تبول الدم ، وإلى آثار سلبية على الكبد ، وآثار عصبية ، ويمنع إستعماله في الحمل والرضاعة .

(فاليريان (Valerian (Valeriana Officincalis

ويستعمل كمنوم بجرعة 400 - 900 ملغم ، وهناك دراسات وجدت له آثار بسيطة وأخرى لم تجد فرقاً بينه وبين العلاج بلا مفعول (Placebo) . وآثاره الجانبية ضعيفة .

ومن الفكرة المختصرة عن العلاجات البديلة الآنفة الذكر يلاحظ ضآلة فوائدها ، مع أن كلفتها عالية ، وشكلها جذاب للجمهور ، ولن يتوقف ظهور أساليب جديدة في كل يوم طالما أن هناك من سيدفع ثمنها ومن سيقبضه دون رقابة وتسعيرة مشددة مثل تلك الضابطة للعقاقير .

41 - الاكتئاب والشعوذة

تنتشر الشعوذة في بلادنا بشكل كبير ، ويلجأ الناس إلى المشعوذين من مختلف طبقاتهم الاجتماعية والثقافية ، ويتستر هؤلاء المشعوذون بالستار الديني ، ويتعاملون بخبراتهم مع الأمراض النفسية عموماً بالإيحاء وإظهار البطولات وإقحام الجن في كل كبيرة وصغيرة ، وإدخال السحر في كل جملة ، وكثيراً ما يصلهم مرضى الاكتئاب شاكين باكين ، فيقال لهم إن هذا تلبس ولا بد من طرد

الجني الكافر ، ويبدأ المشعوذ بضرب المريض لإخراج الجن ويعطيه وصفة من الزيت أو العسل ، وأحياناً يكون هذا العسل مخلوطاً بالمهدئات المختلفة دون جرعات محددة .

كما أن بعض المشعوذين قد يطورون في الاكتئاب عندما يقال للمريض "إن فلاناً قد عَمل لك سحراً ، أو أن زوجتك قد وضعت لك شيئاً في الطعام" وما إلى ذلك من إيحاءات تجعل المريض يطور أفكاراً جديدة اضطهادية وغير منطقية ، وقد يصل أيضاً إلى الأوهام المرضية . كما أن إكتشاف المريض بعد بضعة أيام أن المرض لم يتغير وأن الأعراض في إزدياد ، ما يبعث على اليأس والقنوط . ويقال إن هناك مشعوذاً أكثر مهارة وأنه لا يستعمل هذه الأساليب ، بل يقتصر علاجه على قراءة القرآن الكريم ، ولا يأخذ أتعاباً ، مما يدفعه لزيارته ، وتتكرر القصص إما بالضرب أو الوصفات الغريبة والبخورِ والأعشاب ، حتى يصل بعض مرضى الاكتئاب إلى خمسين مشعوذاً أو أكثر ، ومنهم من يقطع المسافات وينتقل من دولة إلى أخرى على سمعة أحد المشعوذين .

والسؤال الذي نطرحه على القارئ الكريم "كيف لك أن تسلم نفسك أو زوجتك أو إبنك لشخص ليس له حق في ممارسة الطب ولم يمنح ترخيصاً أو شهادة مزاولة في العلاج ولا يعرف أصله ولا فصله ولا خلفيته ؟ بل أن كثيراً منهم ذوو سوابق إجرامية في النصب والاحتيال!!!. إننا نستغرب أن رجلاً متوسطِ

التعليم والثقافة يشرب سائلاً لا يعرفه من مشعوذ لا يعرف عنه شيئاً ، ليكتشف فيما بعد أن هذا السائل فيه من المواد السامة والأضرار الكثير العجيب ، وقد تكون في بعض الأحيان سوائل لا تتعدى الماء والملح ولكن ثمن اللتر منها قد يصل خمسين أو مائة دينار ، وهناك من الحجب من وصل ثمنه إلى آلاف الدنانير ، وكتب عليها بالداخل "شفيت أم لم تشفَ فهذا يعود لك" .

قصص كثيرة تمر كل يوم ومآسٍ تحدث للناس ، ومطالبات بمحاربة الشعوذة ، وسن القوانين ، والطلب من الدولة التغلب عليها ، وحقيقة الأمر أن الدولة والقوانين لا تستطيع أن تغير شيئاً، إذا لم يكن هناك وعي أو ثقافة من قبل المواطن باتجاه المشعوذين والذي إن توقف عن زيارتهم لتوقفت هذه التجارة الرائجة سهلة الكسب ، والذي يصل بعض المشعوذين منها إلى دخل بآلاف الدنانير يومياً ، وكل مشعوذ تقابله سيؤيد هذا الكلام ويقول "إن المشعوذين كفرة وأنه يعالج بالقرآن أو بالطب الشعبي أو أنه معالج بالطب العربي ، أو أنه معالج بالطب النبوي "، وأن هذا التصنيف في المعالجة قد منحه لنفسه ولم يحصل به على شهادة لا من كلية الطب ، ولا من كلية للشريعة ، ولا من دار الإفتاء ، أو المجلس الإسلامي الأعلى ، ولا غيرها من الهيئات . ولا شك أن مشكلة الشعوذة في البلاد العربية تشكل عائقاً كبيراً أمام خدمات الصحة النفسية في مستوياتها المختلفة ، والخدمات الطبية بشكل عام . فكثيراً ما يصل إنفاق المريض على المشعوذين عشرات أضعاف ما

يتطلبه العلاج الطبي ، وقد يصل المريض إلى العلاج الطبـي مفلسـاً لأن مدخراته ومدخرات أسرته جميعها قد تم إنفاقها عند المشعوذين .

والذي يحير بعض الناس أن هناك مـن المشـعوذين مـن يمتلـك قـدرات خاصة أغلبها يصنف تحت إطار السحر ، ولكن لأن السـحر محظـور في الإسـلام فإنهم لا يسمونه سحراً بل يسمونه تعاملاً مع العالم الآخر ، مع الأرواح والجـن .

تهمة التعامل بالسحر

يقوم بعض المشعوذين على سبيل المثال بمبادرة المريض لحظـة دخولـه أن اسمه فلان ، وأن والدته فلانة ، وأن له ثلاثة من الأبناء وبنت واحـدة ، وأنـه تزوج مرتين ويعمل في كذا وكذا ، وأنه راجع الطبيب الفلاني ، مما يبهر المـريض وذويه ويجعلهم في حالة جاهزة للإيحاء ، والحقيقة أن هذه القدرات لا تعنـي إطلاقاً أن الساحر لـه القـدرة عـلى شـفاء الأمـراض ، وتقـول الجمعيـة العالميـة للسحرة: "أن السحر لا يشفي مرضاً ولا يحدث مرضاً ، ولا يغير علاقة بين إنسانٍ وآخر" ، وقال رسـول اللــه صـلى اللــه عليـه وسـلم (مـن أتى كاهنـاً أو عرّافـاً فصدّقه ، فقد كفرَ بما أنزل على محمد) وكما قال عليه السلام (من أتى كاهناً أو عرّافاً لم تقبل له صلاة أربعين يوماً) ، إن هذا الأمر يتطلب توعيـة شـعبية عـلى كافة المستويات لإنقاذ هؤلاء المرضى من العذاب وضياع الوقـت الـذي يسببـه المشعوذون المضللون .

المَـــرَاجِـــعْ

Clinical Psychiatry for Medical Students (1

Third edition

Alan Stoudemire

Lippincott-Raven Publisher:

Depression as a life time disorder (2

Proceedings from a Lundbeck Symposium held in Washington, D-C.,

within XIX C.I.N.P. congress 1999

A. Glassman (eds) ,J Mendlewicz

Current Approaches (3

Prediction and Treatment of Recurrent Depression

Edited by J. Cobb and Nicolas L.M. Goeting, Duphar Laboratories

Limited 1990

Refractory Depression (4

Edited J.-D. Austerdam

Raven Press-New York. 1991

The depressive Syndrome (5

Roche Publication

Behavioral Medicine & Women (6

A comprehensive Handbook

Edited by E. A. Blechman, K. D. Brownell

The Guilford Press New York, London 1998

New results in Depression Research (7

Springer- H. Hippius, GL. Klermang, No Matussek by Edited by:

Verlang.

Depression (8

D.P.B. Goldberg By:

Churchill lingstone

Overcoming Depression (9

Practical steps towards receiving

Dr. Caroline Shreeve by thorsons 1994

Depression (10

The way out of your prison

Doroky Rowe By:

Publisher outledge, London & New York

Prevention of Anxiety and Depression in vulnerable groups (11

J. Marray

From Gaskell 1995.

Focus on Depression (12

Volume - 4- Issue 3-Sept. 1993

Editor R.H.W. Smeets. Sept 1993

Focus on Depression & Anxiety (13

August 1997 Voluiun 8-Issue 2 -

Editor S. Kasper

Practical Cases of Psychiatry (14

Volume 1/ Issue 1, 2000

Pharmaceutical Communications Company, the Publisher:

Netherlands

Depression (15

Recognition and Management in general practice.

By Alustair F. Wright

RCCP Clinical Series

Women and Depression (16

Risk Factors and treatment Issues

E. McGrath, G. P. Kefta, R. Strickland, N. F. Russo. Edited by:

American Psychological Association

Washington DC, Fifth printing 1995

Depression & Sexual Dysfunction (17

By P. Baldwin, S. Thomas

August 1996 ,From Martin Duntiz

WPA Teaching Bulletin On Depression (18

Vol. 2-No11, 1996.

WPA Bulletin on Depression (19

Facing, understanding, and managing Depression, Vol. 4 -No 10, 2000

Depression in primary care

www. Internet (20

Mental Health

DSM4 (21

Diagnosis and Statistical manual Version 4.

ICD – 10 (22

Oxford text book of Psychiatry (23

Synopsis (24

Kaplan Sadocks

Depression in women (25

M. Steiner, K. Yonkers

From Martin Duntiz

Bipolar Disorder (26

G. Sachs, M. Thase

From Martin Duntiz

27) الطب النفسي الحديث

الدكتور نظام أبو حجلة

28) خطوات في الإتجاه السليم - التعامل مع الإكتئاب

د. جون د. جرايست د. جيمس د. جيفرسون

from Pfizer Middle East Region

Ramses Street, Cairo, Egypt. 47

29) تاريخ الأدب العربي

حنا الفاخوري .

قائمة بيك لوصف الشعور

تعريب د. نظام أبو حجلة ود. نزيه حمدي

لمعرفة إذا ما كان هناك احتمال أنك تعاني من الاكتئاب فهذا قياس يمكنك الإجابة علية ومعرفة النتيجة فوراً.

1- يرجى قراءة الأعراض المرفقة والإجابة بصدق وأمانة وعفوية عن العرض الذي تراه ينطبق عليك تماماً، لأن هذا ليس امتحاناً أو اختباراً فيه راسب أو ناجح، بل هناك قراءات للنتائج في نهاية القائمة.

2- تكون الإجابة بوضع دائرة حول رقم العبارة التي تنطبق عليك تماماً وكما سيأتي.

مثال:

0- أنا لا أشعر بالحزن.

1- أشعر بالحزن أحياناً.

2- اشعر بالحزن طول الوقت.

وهذا يعني أنك تشعر بالحزن أحياناً وهكذا بالنسبة لباقي العبارات.

(ضع دائرة حول رقم العبارة التي تنطبق عليك).

(أ) 0- لا أشعر بالحزن دون سبب.

1- أشعر بالحزن والاكتئاب أحياناً.

2- أنا كئيب وحزين طوال الوقت.

(ب)   0- أنا لست متشائماً عادة.

1- أنا متشائم أحياناً.

2- أنا متشائم دائماً.

(ت)   0- أنا لا أشعر بالضجر والسأم.

1- أشعر بالحزن والاكتئاب أحياناً.

2- أنا كئيب وحزين طوال الوقت.

(ث)   0- لا أشعر بالذنب إلا نادراً.

1- أشعر بالإثم والذنب كثيراً.

2- أشعر بأنني مسؤول عن كل الذنوب التي حدث في محيطي.

(جـ)   0- لا أشعر بخيبة أمل في الوقت الحاضر.

1- أشعر بخيبة الأمل في داخلي أحياناً.

2- لا أحب نفسي وأشمئز منها.

(حـ)   0- أنا لست أسوء من أي إنسان آخر.

1- ألوم نفسي على أخطائي كثيراً.

2- أنتقد نفسي وألومها على كل سيئ عندي حدث.

(خـ)   0- ليس عندي أي تفكير في إيذاء نفسي.

1- لدي أفكار لإيذاء نفسي ولكني لا أنفذها.

2- لدي خطط لكي أنتحر.

(د)   0- أنا لا ابكي عادة.

1- أنا الآن أبكي أكثر من السابق.

2- أنا أبكي طول الوقت.

(ذ) 0- لم أفقد اهتمامي بالآخرين.

1- أنا الآن أقل اهتماماً بالآخرين.

2- فقدت معظم رغبتي واهتمامي بالآخرين.

(ر) 0- أتمكن من اتخاذ قرارات بسهولة.

1- أحاول أن أتجنب أو أتملص من اتخاذ أي قرار.

2- أجد صعوبة فائقة في اتخاذ أي قرارا.

(ز) 0- إن مظهري ليس أسوأ من السابق.

1- أبدو أكبر من سني وغير جذاب.

2- أشعر أن شكلي قبيح ومظهري كريه.

(س) 0- أتمكن م أداء عملي كما كنت سابقاً.

1- أحتاج إلى جهد إضافي لكي أبدأ بعمل ما.

2- أنا لا أعمل بشكل جيد كالسابق.

(ش) 0- أتمكن من النوم بشكل جيد.

1- أشعر بتعب عندما أستيقظ صباحاً.

2- أستيقظ من النوم مبكراً جداً وأجد صعوبة في العودة إلى النوم.

(ص) 0- لا أشعر بالتعب أكثر من المعتاد.

1- أشعر بالتعب بسهولة.

2- أتعب من عمل أي شيء.

(ض) 0- شهيتي للطعام اعتيادية.

1- شهيتي للطعام ليست جيدة.

2- شهيتي للطعام سيئة جداً.

(ط) 0- لم أفقد منن وزني في الآونة الأخيرة.

1- فقدت قليلاً من وزني.

2- نقص وزني بشكل ملحوظ في الآونة الأخيرة.

(ظ) 0- لا أهتم بصحتي أكثر من الاعتيادي .

1- أعاني من الإمساك وسوء الهضم.

2- منهمك بالتفكير بآلامي وأوجاعي.

(ع) 0- لم ألاحظ أي تغيير في رغبتي الجنسية.

1- رغبتي الجنسية أقل مما كان عليه.

2- رغبتي الجنسية أقل بكثير من السابق.

(النتائـــــج)

من	0 - 9	طبيعي
من	10-18	ميل نحو الاكتئاب
من	19-27	اكتئاب
من	28-36	اكتئاب شديد

المحتويات

T0111016

Printed in the United States
By Bookmasters